高等院校医学与生命科学系列实验教材

微生物学与免疫学实验

EXPERIMENTS IN MICROBIOLOGY AND IMMUNOLOGY

主　编　范立梅
副主编　张　薇

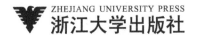
浙江大学出版社

图书在版编目（CIP）数据

微生物学与免疫学实验 / 范立梅主编. —杭州：浙江大学出版社，2012.8(2021.8重印)
ISBN 978-7-308-10043-4

Ⅰ.①微… Ⅱ.①范… Ⅲ.①医学微生物学—实验②医学—免疫学—实验 Ⅳ.①R37-33②R392-33

中国版本图书馆CIP数据核字（2012）第110704号

微生物学与免疫学实验
范立梅 主编

责任编辑	季峥（really@zju.edu.cn）
封面设计	林智广告
出版发行	浙江大学出版社
	（杭州市天目山路148号 邮政编码310007）
	（网址：http://www.zjupress.com）
排　　版	杭州大漠照排印刷有限公司
印　　刷	广东虎彩云印刷有限公司绍兴分公司
开　　本	787mm×1092mm 1/16
印　　张	10.5
字　　数	270千
版 印 次	2012年8月第1版 2021年8月第5次印刷
书　　号	ISBN 978-7-308-10043-4
定　　价	25.00元

版权所有　翻印必究　　印装差错　负责调换

浙江大学出版社市场运营中心联系方式：0571-88925591；http://zjdxcbs.tmall.com

前 言

微生物学与免疫学是生命科学、临床医学、药学、医学检验、护理学等专业的重要的基础课,是一门实践性和应用性很强的学科。随着高等教育教学改革的不断深入,实验教学的理念正在发生着深刻的变化,从以往的依附于理论教学的传统模式,转变为注重对学生实践能力、创新能力和综合素质的培养,使实验教学成为培养创新型、应用型人才的一个重要环节。

一本良好的实验教材是提高实验教学质量的必要条件之一。我们在多年从事微生物学与免疫学实验教学工作的基础上,对实验内容进行了调整和优化,编写了这本《微生物学与免疫学实验》教材。本教材保留了必需的基础性和验证性实验,增加了综合性和设计性实验,以提高学生发现问题、分析问题和解决问题的能力。

本教材分为微生物学实验和免疫学实验两大部分,每部分包括基础性实验和综合性实验,全书共有 59 个实验。每个实验基本包括实验目的、实验原理、实验器材和试剂、实验操作、实验结果、注意事项和思考题七部分。

本书中的"微生物学实验"部分由范立梅编写,"免疫学实验"部分由张薇编写。

在本书的编写过程中得到了浙江大学城市学院基础医学实验中心以及其他各方的大力支持和帮助,在此一并表示衷心的感谢。

微生物学与免疫学实验技术的发展日新月异,由于编者水平有限,书中难免会有疏漏之处,真诚期望同行专家们提出宝贵的意见和建议。

编者

2012 年 4 月

目 录

微生物学与免疫学实验室规则 ·· 1

第一部分　微生物学实验 ··· 2

第一章　微生物学基础性实验 ·· 2

实验1　环境中微生物的检测 ·· 2
实验2　显微镜的使用 ·· 4
实验3　细菌制片及简单染色法 ·· 7
实验4　革兰氏染色法 ·· 9
实验5　细菌的鞭毛染色及细菌运动性的观察 ·· 11
实验6　细菌的芽孢和荚膜染色 ·· 13
实验7　微生物细胞大小的测定 ·· 15
实验8　微生物显微镜直接计数法 ··· 18
实验9　放线菌的形态观察 ·· 20
实验10　酵母菌的形态观察及死活细胞的鉴别 ······································· 22
实验11　霉菌的形态观察 ·· 24
实验12　培养基的制备 ··· 26
实验13　消毒与灭菌技术 ·· 29
实验14　微生物的分离纯化 ··· 33
实验15　大分子物质的水解试验 ·· 39
实验16　糖发酵试验 ··· 40
实验17　IMViC 试验和硫化氢试验 ·· 42
实验18　菌种保藏 ·· 46

第二章　微生物学综合性实验 ·· 51

实验19　细菌生长曲线的测定 ·· 51
实验20　酒药中糖化菌的分离和甜酒酿的制作 ······································· 52
实验21　抗生素抗菌谱的测定 ·· 54
实验22　噬菌体的培养及效价测定 ·· 57

实验 23　蛋白酶产生菌的分离纯化和蛋白酶活性的测定 …………………………… 58
　　实验 24　微生物的诱变育种 ………………………………………………………… 60
　　实验 25　水中大肠菌群的检测 ……………………………………………………… 63
　　实验 26　乳酸发酵与乳酸菌饮料的制作 …………………………………………… 67
　　实验 27　常见病原性球菌的分离与鉴定 …………………………………………… 69
　　实验 28　粪便标本中致病性肠道杆菌的分离与鉴定 ……………………………… 72
　　实验 29　临床标本中常见真菌的检查 ……………………………………………… 75

第二部分　免疫学实验 …………………………………………………………………… 78

第一章　免疫学基础性实验 …………………………………………………………… 78
　　实验 1　免疫系统器官和细胞形态学观察 ………………………………………… 78
　　实验 2　小鼠血脑屏障观察 ………………………………………………………… 82
　　实验 3　中性粒细胞吞噬杀菌功能的测定——小吞噬现象 ……………………… 83
　　实验 4　硝基四氮唑蓝还原试验 …………………………………………………… 85
　　实验 5　巨噬细胞吞噬功能的测定——大吞噬现象 ……………………………… 86
　　实验 6　NK 细胞杀伤功能的测定 …………………………………………………… 88
　　实验 7　溶菌酶的溶菌作用 ………………………………………………………… 90
　　实验 8　补体的溶血反应 …………………………………………………………… 91
　　实验 9　血清总补体活性的测定 …………………………………………………… 92
　　实验 10　直接凝集反应 …………………………………………………………… 95
　　实验 11　间接凝集抑制试验 ……………………………………………………… 98
　　实验 12　对流免疫电泳试验 ……………………………………………………… 99
　　实验 13　B 淋巴细胞溶血空斑形成试验 ………………………………………… 101
　　实验 14　人外周血单个核细胞的分离 …………………………………………… 103
　　实验 15　E 花环形成试验 ………………………………………………………… 105
　　实验 16　豚鼠速发型过敏反应 …………………………………………………… 107
　　实验 17　豚鼠结核菌素试验 ……………………………………………………… 108

第二章　免疫学综合性实验 …………………………………………………………… 110
　　实验 18　T 淋巴细胞增殖试验 …………………………………………………… 110
　　实验 19　白细胞介素-2 的生物学活性的测定 …………………………………… 114
　　实验 20　酶联免疫吸附试验 ……………………………………………………… 116
　　实验 21　酶联免疫斑点试验 ……………………………………………………… 119
　　实验 22　免疫荧光技术 …………………………………………………………… 121
　　实验 23　斑点金免疫渗滤试验 …………………………………………………… 122
　　实验 24　免疫组化技术 …………………………………………………………… 124
　　实验 25　免疫印迹技术 …………………………………………………………… 125

实验 26　流式细胞仪对人 T 淋巴细胞亚群的分析 …………………………… 129

实验 27　人外周单核细胞来源树突状细胞的制备 ……………………………… 130

实验 28　细胞凋亡的检测 ………………………………………………………… 132

实验 29　多克隆抗体的制备 ……………………………………………………… 136

实验 30　单克隆抗体的制备 ……………………………………………………… 137

附　录 ………………………………………………………………………………… 142

附录一　微生物学实验常用试剂及培养基配制方法 ……………………………… 142

附录二　免疫学实验常用试剂及配制方法 ………………………………………… 150

微生物学与免疫学实验室规则

"微生物学与免疫学"是一门实践性很强的学科,有一套独特的实验操作技术。开设"微生物学与免疫学实验"课的目的是培养学生掌握微生物学与免疫学的基本实验操作技能,加深对课堂讲授的相关基础理论的理解,提高观察问题、分析问题和解决问题的能力,养成实事求是、严肃认真的科学态度以及勤俭节约、爱护公物的良好作风。

实验中应严格遵守"微生物学与免疫学实验室规则",树立无菌观念,严格执行无菌操作,防止实验过程中出现意外情况,并确保实验结果的准确。为了保证微生物学与免疫学实验教学的正常进行,特制定以下实验室规则:

1. 每次实验课前必须对实验内容进行充分预习,了解实验目的、原理和方法,做到心中有数,思路清楚,以提高实验质量。

2. 进入实验室必须穿实验服,必要时还需戴口罩、帽子和手套,并做好实验前的各项准备工作。

3. 实验室内应保持整洁,不得高声谈话和随便走动,保持室内安静,禁止在实验室内饮食。

4. 认真及时做好实验记录,对于当场不能得到实验结果、需要培养后再来观察的实验,需按时观察实验现象和结果,并做好记录。

5. 实验时应做到胆大心细,严格遵守无菌操作规程。实验中万一发生菌液打翻、有菌材料污染桌面或衣物、割破手指等意外情况,应立即报告指导教师,及时处理,切勿自作主张不按规定处理。废纸、棉花、培养物等废弃物应投入污物箱,不得任意乱丢。

6. 使用显微镜等贵重仪器时,要细心操作,爱护仪器。显微镜使用完毕后,要按规定步骤进行清洗。

7. 须送恒温生化培养箱培养的物品,应做好标记(标明组号、姓名、日期、培养时间等),放于教师指定的地点进行培养。

8. 实验结果应以实事求是的科学态度进行记录,作图应符合规范,实验数据可以表格的形式记录,力求简单准确,并及时、规范地完成实验报告。

9. 实验完毕后,必须整理好桌面,将实验器材放回原处。值日同学要搞好实验室的卫生,离开实验室前应将手洗净,注意关闭门窗、水、电、煤气等。

10. 实验室中的菌种和物品等材料,未经教师许可,不得擅自携带出实验室。

第一部分　微生物学实验

第一章　微生物学基础性实验

实验1　环境中微生物的检测

【实验目的】
1. 通过实验证实环境及人体表面广泛存在微生物。
2. 初步体会无菌操作的重要性。
3. 观察不同类群微生物的菌落特征。

【实验原理】
在我们周围的环境中及人体表面都存在着不同种类和数量的微生物,但我们的肉眼却看不见它们。微生物学实验应该严格按照无菌操作在纯培养下进行。所谓无菌操作,即必须保证在操作过程中无其他任何杂菌进入培养系统中。如操作不慎引起染菌,则实验结果就不可靠,甚至失败。因此,如果我们在实验过程中忽视了无菌操作,这些环境中的微生物就会污染培养物,从而造成染菌,使实验失败。

如何用实验证实我们周围的环境中及人体表面广泛存在着不同种类和数量的微生物呢?

培养基中含有微生物生长所需要的营养成分,将不同来源的微生物样品接种于灭过菌的培养基平板上,在适宜的温度下进行培养。经过一定时间的培养后,微生物能在固体培养基上生长繁殖,并形成一个个肉眼可见的微生物群落,称为菌落。每一种微生物所形成的菌落都有各自的特点,这些特点包括:菌落的大小、颜色、表面干燥或湿润、隆起或扁平、粗糙或光滑、边缘是否整齐、菌落的透明度,以及质地疏松或紧密等。因此通过平板培养法可以检查环境中及人体表面的微生物的种类和数量。

通过实验使学生树立"微生物无处不在"的概念,在微生物学实验及生产实践中牢固树立"无菌概念"。掌握一整套过硬的微生物学无菌操作技术,是每一位微生物学实验初学者必须具备的基本实验技能。

【实验器材和试剂】
1. 器材
无菌棉拭子、酒精灯、接种环、75%的酒精棉球、记号笔等。
2. 仪器
恒温培养箱。
3. 培养基
牛肉膏蛋白胨琼脂培养基。

【实验操作】

1．环境中及人体表面微生物的检查

（1）空气中微生物的检查

开启牛肉膏蛋白胨琼脂培养基平板的皿盖，置于空气中30min后，盖上皿盖。将培养皿倒置于37℃培养箱中，培养24h。观察并记录培养基表面的菌落的种类和数量。

（2）手上微生物的检查

先在培养皿底做好记号，将培养皿分为左右两半。用未经洗手的手指在无菌培养基平板的左半侧做涂布接种操作；然后用肥皂洗手，再用75%的酒精棉球擦手指，在培养基平板的右半边做涂布接种。将培养皿倒置于37℃培养箱中，培养24h。观察并记录平板左右两边的菌落的种类和数量。

（3）头发、口腔中微生物的检查

用无菌棉拭子分别刮擦头发、口腔，分别涂布接种于无菌培养基平板的左右两边。将培养皿倒置于37℃培养箱中，培养24h。观察并记录平板左右两边的菌落的种类和数量。

（4）桌面及其他物品表面微生物的检查

用无菌棉拭子分别刮擦实验桌面以及其他物体表面（如手机、钱币等表面），分别涂布接种于无菌培养基平板的左右两边。将培养皿倒置于37℃培养箱中，培养24h。观察并记录平板中菌落的种类和数量。

2．染色、镜检

取上述培养基平板表面生长的若干典型菌落，制作微生物标本片，染色后在显微镜下观察微生物的显微形态。

【实验结果】

将各样品的培养结果记录下来，完成表1-1，包括菌落数目、菌落特征的描写（大小、颜色、形态、干湿、表面、透明度、边缘等），并与其他同学所做的结果进行比较。

表1-1 环境中微生物检测结果记录表

	空气	手指（洗手前）	手指（洗手后）	头发	口腔	桌面	其他
菌落数量							
菌落特征							
结论							

（菌落数量可用"＋"、"－"表示。"＋＋＋＋"表示多；"－"表示无）

【注意事项】

以上各项取样操作均应在酒精灯旁以无菌操作进行，以保证实验结果中的微生物来自于所取的样品，而不是从其他地方污染进去的。

【思考题】

1．比较各种来源的样品的实验结果，哪一种样品在培养基表面生长的菌落数量与种类最多？

2．比较洗手前后的手指涂布的培养基平板，其菌落数量有无区别？说明什么？

3．通过本实验，你对环境中"微生物无处不在"这一概念有什么体会？谈谈在微生物学实验中强调无菌操作的重要性。

实验 2 显微镜的使用

【实验目的】
1. 熟悉普通光学显微镜的构造及其使用方法。
2. 学习并掌握油镜的原理及其使用方法。

【实验原理】
1. 普通光学显微镜的构造

普通光学显微镜由机械部分和光学部分组成(图 1-1)。机械部分包括镜座、镜臂、镜筒、载物台、物镜转换器、粗调螺旋、细调螺旋、标本夹等。光学部分包括目镜、物镜、反光镜、光圈(虹彩)、聚光镜(集光器)等。

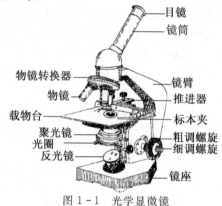

图 1-1 光学显微镜

光学显微镜的物镜通常有低倍物镜(16mm,10×)、高倍物镜(4mm,40×)和油镜(1.8mm,100×)三种。油镜是三者中放大倍数最大的。

2. 油镜的工作原理

油镜与其他物镜的不同之处是,载玻片与物镜之间不是隔一层空气,而是隔一层油,称为油浸系(图 1-2)。如果载玻片与物镜之间的介质为空气,则称为干燥系(图 1-2)。干燥系中,光线通过玻片后,受到折射,会发生散射现象,使得进入物镜的光线减少,这样视野的照明度就减低了。但当物镜与玻片之间存在油浸系时,情况就不同了。通常选用香柏油作为介质,因香柏油的折射率 $n=1.515$,与玻璃的折射率 $n=1.52$ 基本相近。因此,当光线通过载玻片后,可直接通过香柏油进入物镜而不发生折射,这样增加了视野的进光量,能使物像更加清晰。

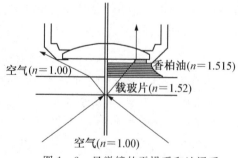

图 1-2 显微镜的干燥系和油浸系

利用油镜不但能增加照明度,更主要的是能增加数值孔径,因为显微镜的放大效能与其数值孔径相关。所谓数值孔径,即光线投射到物镜上的最大角度α(称镜口角)的一半的正弦(图1-3)乘上玻片与物镜间介质的折射率,可用下列公式表示：

$$N \cdot A = n \cdot \sin \frac{\alpha}{2}$$

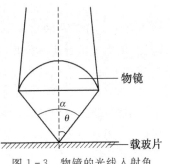

图1-3 物镜的光线入射角

式中：$N \cdot A$表示数值孔径；n是介质折射率；α表示最大入射角,即镜口角。

数值孔径的大小是衡量一台显微镜分辨力大小的依据。分辨力是指显微镜能辨别的两点间的最小距离。

$$能辨别的两点间的最小距离 = \frac{\lambda}{2N \cdot A}$$

式中：λ表示光波波长。

由公式可知,若n值和α角越大,则$N \cdot A$越大,则显微镜的分辨力越大。

一些物质的折射率为：$n_{水}=1.33$；$n_{玻璃}=1.52$；$n_{空气}=1.0$；$n_{香柏油}1.515$。

【实验器材和试剂】

1. 器材

双层瓶(内装香柏油和二甲苯)、擦镜纸等。

2. 仪器

光学显微镜。

3. 材料

细菌标本片。

【实验操作】

1. 操作前准备

显微镜是精密光学仪器,使用时应特别小心。从镜箱中取出时,一手握住镜臂,一手托住镜座,置于实验台上。使用前首先要熟悉显微镜的结构和性能,检查各部分零件是否完备、镜身有无尘土、镜头是否清洁。做好必要的清洁和调整工作。

2. 调节光源

(1) 将低倍镜旋到镜筒下方,旋转粗调螺旋,使镜头和载物台之间的距离为5mm左右。

(2) 上升聚光镜,使之与载物台表面相距1mm左右。

(3) 调节光圈以调整光线强弱,直至视野内得到最均匀、最适宜的照明为止。

一般染色标本用油镜检查时,光度宜强,可将光圈开大,聚光镜上升到最高,反光镜调至最强；未染色标本用油镜检查时,应适当缩小光圈,下降聚光镜,调节反光镜,使光度减弱,否则会因光线过强而不利于观察。

3. 标本的显微镜观察

(1) 低倍镜观察

一般情况下,初学者进行显微镜观察时,应遵循先用低倍镜(10×)观察,再用高倍镜(40×)观察,最后用油镜(100×)观察的程序。因为低倍镜视野大,易于发现目标及确定标本位置。

先将标本片置于载物台上（注意标本面朝上），并使标本部位处于物镜的正下方，转动粗调螺旋，使物镜接近标本。再慢慢旋转粗调螺旋，使镜筒缓慢上升，调至视野内出现物像时，改用细调螺旋，上下微微转动。仔细调节焦距和照明，直至视野内获得清晰的物像，确定需进一步观察的部位。移动推动器，将所要观察的部位置于视野中心，准备换高倍镜观察。

使用粗调螺旋聚焦物像时，应先从显微镜侧面观察标本片，小心调节，先使物镜与标本片接近，再用目镜观察，小心调节物镜离开标本片，以防压碎镜头及标本片。

（2）高倍镜观察

将高倍镜（40×）转至镜筒下方，调节光圈和聚光镜，使光线亮度适中，再仔细反复转动细调螺旋，调节焦距，直至获得清晰物像。移动推动器，选择最满意的镜检部位，将染色标本移至视野中央，待用油镜观察。

（3）油镜观察

用粗调螺旋提起镜筒，移开高倍镜，改用油镜观察。在标本片的镜检部位加一滴香柏油；上升载物台，从侧面注视，使油镜浸入油中，直到几乎与标本片接触时为止（注意：切勿压到标本片，以免压碎玻片，甚至损坏油镜镜头）；慢慢转动粗调螺旋，当视野中有模糊的标本物像时，改用细调螺旋，并移动标本直至标本物像清晰为止。

如果转动粗调螺旋已使镜头离开油滴又尚未发现标本物像，可能是因为油镜上升太快，以至于未能捕捉到一闪而过的物像。此时，可重新按上述步骤操作，直到找到清晰的物像为止。

4．显微镜用毕后的处理

观察完毕，下降载物台，取下标本片。先用擦镜纸擦去镜头上的油，然后用擦镜纸沾少量二甲苯擦去镜头上的残留油迹，最后用擦镜纸擦去残留的二甲苯（应轻轻地向外擦，不要来回擦或转圈擦，以免磨损镜头）。切忌用手或其他纸擦镜头，以免损坏镜头。可用绸布擦净显微镜的金属部件。

观察结束后，将显微镜各部分还原，反光镜垂直于镜座，将物镜转成八字形，再向下旋。罩上镜套，将显微镜放回镜箱中。

【实验结果】

绘出在油镜下观察到的几种供试菌的形态。

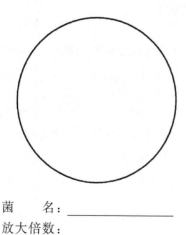
菌　　名：_____
放大倍数：_____

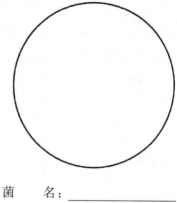
菌　　名：_____
放大倍数：_____

【注意事项】
1. 要加强对显微镜镜头的保护和保养,特别是油镜镜头的清洗工作。在转动粗调螺旋时不要用力过猛,以免损坏镜头及标本片。
2. 使用显微镜时应根据不同的物镜及标本而调节光线的强弱。

【思考题】
1. 简述油镜的放大原理。一般在载玻片和镜头之间滴加什么油?它起什么作用?
2. 用油镜观察微生物标本时应注意哪些问题?
3. 影响显微镜分辨力的因素有哪些?

实验3　细菌制片及简单染色法

【实验目的】
1. 学习并掌握细菌制片、染色的基本技术。
2. 掌握细菌的简单染色法。
3. 巩固油镜的使用方法,观察细菌的形态特征。
4. 学习无菌操作技术。

【实验原理】
　　细菌的涂片和染色是微生物学实验的一项基本技术。细菌的细胞小而透明,在普通的光学显微镜下不易识别,必须对它们进行染色。利用单一染料对细菌进行染色,称为简单染色法。经染色后的菌体与背景形成明显的色差,从而能清楚地观察到细菌的形态。此方法操作简便,适用于观察菌体的一般形态和细菌的排列方式,但不能用作微生物的鉴别。
　　常用碱性染料进行简单染色。碱性染料在电离时,其分子带正电荷。细菌的等电点较低(pH 2~5),在中性、碱性或弱酸性溶液中,细菌细胞通常带负电荷,因此带正电荷的碱性染料很容易与带负电荷的细菌细胞结合,从而使细菌着色。经染色后的细菌细胞与背景形成鲜明的对比,在显微镜下更易观察。常用于简单染色的染料有美蓝、结晶紫、碱性复红、番红等。
　　当细菌分解糖类产酸,培养基pH下降时,细菌所带的正电荷增加,此时可用伊红、酸性复红或刚果红等酸性染料进行染色。
　　染色前必须对细菌进行固定。固定的目的有:杀死细菌并使菌体粘附于玻片上;增加菌体对染料的亲和力。常用的固定方法有加热固定和化学固定两种。固定时应尽量维持细胞原有的形态,防止菌体变形。

【实验器材和试剂】
1. 器材
酒精灯、载玻片、接种环、双层瓶(内装香柏油和二甲苯)、擦镜纸、吸水纸、染色缸等。
2. 仪器
光学显微镜。
3. 菌种
白色葡萄球菌(*Staphylococcus albus*)24h 牛肉膏蛋白胨琼脂斜面培养物、枯草芽孢杆菌（*Bacillus subtilis*）16h牛肉膏蛋白胨琼脂斜面培养物。

4．试剂

吕氏碱性美蓝染液、石炭酸复红染液、生理盐水。

【实验操作】

细菌制片、染色的一般流程为：

涂片→干燥→固定→染色→水洗→干燥→镜检。

1．涂片

取洁净的载玻片一块，滴一小滴生理盐水于载玻片中央，用接种环以无菌操作从白色葡萄球菌或枯草芽孢杆菌斜面上挑取少许菌苔于水滴中，混匀并涂成薄膜。注意：滴加生理盐水不要太多，否则不容易干燥；取菌时不宜过多，且要涂均匀，菌膜不宜涂得过厚。

2．干燥

让涂片在室温下自然干燥为宜，也可以将涂面朝上在酒精灯上方微微加热，使其干燥，但切勿离火焰太近，因温度太高会使菌体形态变形。

3．固定

将已干燥的涂片的涂面向上，通过酒精灯火焰三次，以杀死细菌并使其固定于玻片上。

4．染色

滴加吕氏碱性美蓝染液或石炭酸复红染液1~2滴于涂片上，以染液刚好覆盖涂片菌膜为宜。染色1min。

5．水洗

倾去染液，用自来水从载玻片一端轻轻冲洗，直至从涂片上流下的水无色为止。水洗时，不要让水流直接冲洗涂面，水流不宜过急、过大，以免涂片菌膜脱落。

6．干燥

自然干燥或用吸水纸轻轻吸干玻片上的水分，注意不要擦去菌体。

7．镜检

涂片干燥后镜检，用油镜观察细菌标本片，并绘出所观察到的细菌的形态和排列。

【实验结果】

根据观察到的结果，绘出两种细菌的显微形态图。

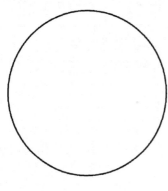

菌　　名：＿＿＿＿＿＿＿

放大倍数：＿＿＿＿＿＿＿

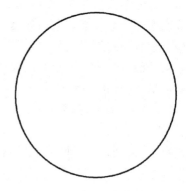

菌　　名：＿＿＿＿＿＿＿

放大倍数：＿＿＿＿＿＿＿

【注意事项】
1. 无菌操作取菌时应等接种环稍冷却后再取菌,以免高温使菌体变形。
2. 火焰固定不宜过热。
3. 水洗时,水流不宜过急、过大,不能直接冲洗涂面,以免涂片菌膜脱落。

【思考题】
1. 制备细菌标本时,应该注意哪些环节?
2. 涂片时涂得过厚或过薄会对观察造成什么影响?
3. 为什么要求制片完全干燥后才能用油镜观察?
4. 固定的作用是什么?若热固定时加热温度过高,时间过长,会出现什么后果?

实验4 革兰氏染色法

【实验目的】
1. 掌握革兰氏染色的原理及基本操作方法。
2. 熟练掌握油镜的使用方法。

【实验原理】
革兰氏染色法是1884年由丹麦病理学家C. Gram发明的。利用革兰氏染色法可将细菌分为革兰氏阳性(G^+)菌和革兰氏阴性(G^-)菌两大类。该方法是细菌学上最常用的鉴别性染色法。

革兰氏染色法是先用结晶紫进行初染,再加碘液媒染,以增加染料与细胞间的亲和力,使碘和结晶紫在细胞膜上形成相对分子质量较大的复合物,然后用脱色剂乙醇进行脱色,最后用复染剂番红进行复染。凡不被乙醇脱色而保留初染剂的颜色的细菌,即紫色者,为革兰氏阳性菌;如被乙醇脱色后又染上复染剂的颜色的细菌,即红色者,为革兰氏阴性菌。

该染色法之所以能将细菌分为G^+菌和G^-菌,是由这两类菌的细胞壁结构的不同所决定的。G^-菌的细胞壁中肽聚糖层较薄、交联度低,且含有较多的类脂质,易被乙醇溶解,故用乙醇脱色时溶解了类脂质,增加了细胞壁的通透性,使结晶紫和碘的复合物易于被洗脱,结果细菌就被脱色,再经番红复染后就被染成红色。而G^+菌细胞壁中肽聚糖层厚且交联度高,类脂质含量少,经脱色剂处理后,会引起肽聚糖层收缩,细胞壁网格孔径变小,通透性降低,因此细菌仍保留初染时的颜色(紫色)。

【实验器材和试剂】
1. 器材
酒精灯、载玻片、接种环、双层瓶(内装香柏油和二甲苯)、擦镜纸、吸水纸、染色缸等。
2. 仪器
光学显微镜。
3. 菌种
大肠杆菌(*Escherichia coli*)斜面菌种、白色葡萄球菌斜面菌种、枯草芽孢杆菌斜面菌种、未知菌斜面菌种。

4. 试剂

草酸铵结晶紫染液、卢戈氏(Lugol)碘液、95%乙醇、番红复染液、生理盐水。

【实验操作】

革兰氏染色流程(图1-4)为：

涂片→ 初染→ 媒染→ 脱色→ 复染→ 镜检。

1. 涂片

无菌操作涂片(在洁净的载玻片上加一滴生理盐水,以无菌操作法分别涂布白色葡萄球菌、大肠杆菌、枯草芽孢杆菌、未知菌)→干燥→固定(热固定,固定时通过火焰一两次即可,不可过热,以载玻片不烫手为宜)。

2. 染色

(1) 初染

加草酸铵结晶紫染液(加量以盖满菌膜为宜),染色1min。倾去染液,用自来水小心地冲洗,至洗出液无紫色为止。

(2) 媒染

加卢戈氏碘液,覆盖菌膜,染1min后,同上述方法水洗。

(3) 脱色

用吸水纸吸去残留的水,玻片倾斜,滴加95%乙醇,脱色30s,水洗。

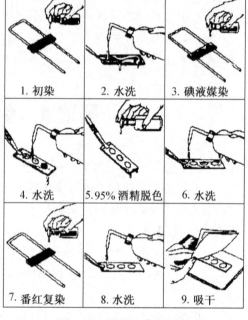

图1-4 革兰氏染色过程

(4) 复染

滴加番红复染液,染1min,水洗。

3. 镜检

干燥后(用吸水纸吸干),用油镜观察。被染成紫色者,即为革兰氏阳性(G^+)菌;被染成红色者,为革兰氏阴性(G^-)菌。

【实验结果】

描述供试菌的染色结果(供试菌的形态、排列、颜色和革兰氏染色结果),完成表1-2,并作图。

表1-2 革兰氏染色结果记录表

菌 名	菌体颜色	细菌形态和排列	染色结果(G^+、G^-)
大肠杆菌			
白色葡萄球菌			
枯草芽孢杆菌			
未知菌			

【注意事项】

1. 革兰氏染色成败的关键是脱色时间的掌握。如脱色过度,革兰氏阳性菌可被脱色,被误染为革兰氏阴性菌,即造成假阴性;如脱色时间过短,革兰氏阴性菌也会被误认为是革兰氏阳性菌,即造成假阳性。脱色时间的长短还受涂片厚薄、乙醇用量多少等因素的影响,难以严格规定。一般可用已知的革兰氏阳性菌和革兰氏阴性菌做练习,以掌握脱色时间。当要确证一种未知菌的革兰氏染色结果是否正确时,应同时做一张与已知革兰氏阳性菌或阴性菌的混合涂片,以作对照。

2. 涂片厚薄要适宜,如果涂片太厚,脱色不完全,有可能将革兰氏阴性菌染成紫色,造成假阳性。

3. 染色过程中勿使染液干枯。用水冲洗后,应吸去玻片上残留的水,以免染液被稀释而影响染色效果。

4. 选用生长活跃期的细菌为宜。若菌龄太老,由于菌体死亡或自溶常使革兰氏阳性菌被染成红色,造成假阴性。

【思考题】

1. 哪些环节会影响革兰氏染色结果的准确性?
2. 革兰氏染色时,最关键的环节是什么?为什么?

实验 5 细菌的鞭毛染色及细菌运动性的观察

【实验目的】

1. 学习并掌握细菌鞭毛染色的原理和方法。
2. 观察细菌鞭毛的形态特征。
3. 学习观察细菌运动性的方法。

【实验原理】

细菌的特殊结构包括芽孢、荚膜和鞭毛等,它们的显微镜检查必须用特殊的染色方法才能获得良好的观察效果。

鞭毛是细菌的运动器官,鞭毛的有无、数量和着生方式是细菌分类的一个重要指标。

细菌的鞭毛极细,直径一般为 10~20nm,只有用电子显微镜才能观察到。但是,如采用特殊的染色法,在普通光学显微镜下也能观察到它。鞭毛染色法,即在染色前先用媒染剂处理,让媒染剂沉积在鞭毛上,使鞭毛直径加粗,然后再进行染色。常用的媒染剂由丹宁酸和氯化高铁或明矾钾等配制而成。

可以用压滴法和悬滴法观察细菌的运动性。

【实验器材和试剂】

1. 器材

酒精灯、载玻片、凹玻片、盖玻片、镊子、接种环、双层瓶(内装香柏油和二甲苯)、擦镜纸、吸水纸、染色缸等。

2. 仪器

光学显微镜。

3. 菌种

普通变形杆菌(*Proteus vulgaris*)14h斜面培养物、白色葡萄球菌24h斜面培养物。

4. 试剂

鞭毛染色液(A液、B液)、美蓝染液、生理盐水、95%乙醇、无菌水。

【实验操作】

1. 细菌鞭毛染色

(1) 菌种的活化：将冰箱保存的普通变形杆菌菌种在牛肉膏蛋白胨培养基上连续移种两到三次，每次30℃培养10~15h。

(2) 玻片的处理：将新的载玻片，放在95%乙醇中浸泡24h以上，用时从乙醇中取出，用干净的纱布擦干后使用。经处理后，如玻片上的水滴不形成水珠，表示玻片处理良好。

(3) 在玻片上加蒸馏水1滴，用接种环取菌少许，将菌轻轻地沾在蒸馏水中。将玻片倾斜，使菌液自然流下，形成薄膜（不可搅动，以免鞭毛脱落）。

(4) 在室温下自然干燥，不可在火焰上加热干燥。

(5) 滴加鞭毛染色液A液，染色3~5min后，用蒸馏水充分洗去A液。

(6) 用B液冲去残留的水。

(7) 滴加B液，在微火上加热，微冒蒸汽，及时补充B液，以免烧干，染色30~60s。

(8) 冷却后，用蒸馏水轻轻冲干净，自然干燥。

(9) 镜检：观察时应从细菌较少的地方寻找鞭毛。

结果：菌体为深褐色，鞭毛被染成褐色。

2. 细菌运动性的观察

(1) 压滴法

用接种环从普通变形杆菌幼龄菌斜面上挑一些菌放入装有1~2ml无菌水的试管中，制成菌悬液；用接种环取菌液2~3环，置于洁净载玻片中央；再加美蓝水溶液一环，轻轻混匀；用小镊子取一盖玻片，先使盖玻片一边接触菌液，然后缓缓放下，覆盖于菌液上，避免菌液中产生气泡。先用低倍镜找到观察部位，再换高倍镜观察细菌的运动性。

(2) 悬滴法

取一洁净凹玻片，在凹窝四周涂少许凡士林；取一环上述菌悬液于盖玻片中央，将凹玻片凹窝对准盖玻片上的菌液，迅速翻转载玻片，用小镊子轻压盖玻片，使之与凹玻片粘紧封闭，这样液滴在观察过程中不会因蒸发而干燥。在显微镜下观察细菌的运动性。

用显微镜观察时，可将光线调暗，于暗视野下进行观察。有鞭毛的细菌运动活泼，在黑色的背景下闪闪发亮，有明显的位置移动。

观察要点：要注意区别细菌鞭毛的运动与布朗运动。有鞭毛的细菌运动活泼，可向不同方向迅速运动，位置移动明显；无鞭毛的细菌不能做真正的运动，但受到水分子的撞击，呈分子运动（布朗运动），即在一定范围内做来回颤动，位置移动不大。观察时请加以区分。

【实验结果】

1. 绘出在油镜下观察到的普通变形杆菌的形态和鞭毛的着生方式。

2. 描述你所观察到的细菌有无运动性及运动方式，填写表1-3。

表 1-3　细菌的鞭毛和运动性观察结果记录表

菌　名	细菌形态和排列	细菌的运动方式	有无鞭毛
普通变形杆菌			
白色葡萄球菌			

【注意事项】
1. 选用生长活跃期菌种进行鞭毛染色，菌种经多次移种，更易着生鞭毛。老龄菌的鞭毛易脱落。
2. 载玻片必须清洁、光滑、无油迹，最好选用新的载玻片，用前经乙醇浸泡处理。
3. 制片过程中操作要温和，菌要小心挑开，不能用力涂匀，以免鞭毛脱落。

【思考题】
1. 用于鞭毛染色的菌种为什么要连续几次移种，并且要用幼龄菌？
2. 影响鞭毛染色的因素有哪些？怎样才能提高鞭毛染色的成功率？
3. 除了鞭毛染色法外，还有哪些方法可以观察细菌的鞭毛以及细菌的运动性？

实验 6　细菌的芽孢和荚膜染色

【实验目的】
1. 学习并掌握细菌芽孢染色的原理和方法，观察细菌的芽孢。
2. 学习并掌握细菌荚膜染色的原理和方法，观察细菌的荚膜。

【实验原理】
　　细菌的芽孢是细菌生长到一定阶段，在菌体内形成的一种抗逆性很强的休眠体，呈圆形或椭圆形。细菌能否产生芽孢、芽孢的形态以及着生方式是细菌分类的重要指标。
　　芽孢具有厚而致密的壁，不易着色，但一旦染上颜色后又难以脱色。芽孢染色法基于以下原则：先用着色力强的染料，在加热条件下促使芽孢着色，然后再使菌体脱色，而芽孢中的染料则难以渗出，仍保留原有的颜色，最后用对比度强的染料对菌体进行复染，使菌体和芽孢呈现出不同的颜色，从而能明显地衬托出芽孢，便于观察。
　　荚膜是细菌细胞外的一层黏液状物质，主要由多糖、糖蛋白、多肽等组成。由于荚膜与染料间的亲和力弱，不易着色，通常采用负染色法，即设法使菌体和背景着色，而荚膜不着色，荚膜在菌体周围呈一透明圈。此外，由于荚膜的含水量在 90% 以上，故染色时一般不用加热固定，以免荚膜变形。

【实验器材和试剂】
1. 器材
酒精灯、载玻片、接种环、试管夹、双层瓶（内装香柏油和二甲苯）、擦镜纸、吸水纸、染色缸等。
2. 仪器
光学显微镜。

3. 菌种

枯草芽孢杆菌斜面菌种、钾细菌（Bacillus mucilaginosus）斜面菌种。

4. 试剂

5％孔雀绿水溶液、0.5％番红水溶液、墨汁、95％乙醇、石炭酸复红染液、95％甲醇、生理盐水。

【实验操作】

1. 芽孢染色法

(1) 涂片、固定

按常规方法将枯草芽孢杆菌制成涂片，干燥后在酒精灯火焰上通过两到三次，固定。

(2) 染色

加5％孔雀绿水溶液于涂片处（染料以盖满涂片为宜），然后用试管夹夹住载玻片，在酒精灯火焰上加热玻片，至染液冒蒸汽时开始计算时间，维持加热5min。加热过程中，要随时添加染液，切勿让标本烘干（加热时温度不能太高）。

(3) 水洗

待玻片冷却后，用水轻轻地冲洗，直至流出的水中无染液颜色为止。

(4) 复染

用0.5％番红水溶液染色1min。

(5) 水洗、吸干

(6) 镜检

先用低倍镜，再用高倍镜，最后在油镜下观察芽孢和菌体的形态和颜色。

结果：芽孢呈绿色，菌体呈红色。

2. 荚膜染色法

(1) 涂片

将钾细菌制成涂片，自然干燥。

(2) 固定

滴加95％甲醇固定1min，倾去甲醇。不可加热固定。

(3) 染色

加石炭酸复红染液，染色1～2min，水洗，自然干燥。

在载玻片一端加一滴墨汁，另取一块边缘光滑的载玻片，与墨汁接触，再匀速推向另一端，使墨汁被涂成均匀的一薄层，自然干燥。

(4) 镜检

用油镜镜检，观察菌体和荚膜。

结果：菌体呈红色，荚膜呈无色，背景为黑色。

【实验结果】

1. 绘出在油镜下观察到的枯草芽孢杆菌的形态，画出芽孢的大小、形态、着生位置。

2. 绘出在油镜下观察到的钾细菌及其荚膜的形态，指明菌体与荚膜的颜色。

【注意事项】

1. 芽孢染色所用的菌种菌龄要适当，幼龄菌尚未形成芽孢。

2. 荚膜染色负染色法中使用的载玻片必须干净、无油渍,应当先在乙醇溶液中浸泡,否则背景不均匀。

3. 墨汁不要加得太多,否则菌体及荚膜将被完全覆盖,影响观察。

【思考题】

1. 为什么芽孢染色要加热?为什么芽孢和菌体被染成不同的颜色?
2. 为什么在荚膜染色中不能加热固定?
3. 为什么荚膜染色要用负染色法?
4. 为什么说细菌的特殊结构必须经特殊染色后才能在显微镜下观察到?了解这些特殊结构有何意义?

实验 7　微生物细胞大小的测定

【实验目的】

1. 掌握使用显微测微尺测定微生物细胞大小的原理。
2. 掌握使用目镜测微尺和镜台测微尺在显微镜下测定微生物细胞大小的方法。

【实验原理】

微生物细胞的大小,是微生物的重要形态特征之一,也是分类鉴定的依据之一。由于微生物菌体很小,其大小的测定需要利用测微尺在显微镜下进行测量。用于测量微生物细胞大小的工具有目镜测微尺和镜台测微尺。

目镜测微尺是一块特制的圆形玻片,其中央刻有精确等分的刻度。一般是将5mm长度分刻成50等分,或把10mm分刻成100等分,每5小格间有一长线相隔(图1-5)。测量时,将其放在目镜中的隔板上,用来测量经显微镜放大后的细胞物像。

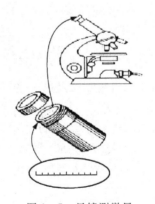

图 1-5　目镜测微尺

由于所用的目镜放大倍数和物镜放大倍数不同,目镜测微尺每小格在不同测量条件下所代表的实际长度也就不同,即目镜测微尺上的刻度只代表相对长度。因此,目镜测微尺不能直接用来测量微生物的大小,在使用前必须用镜台测微尺进行校正,以求得在一定放大倍数的目镜和物镜下该目镜测微尺每小格的相对长度,然后才可用目镜测微尺来测量微生物菌体的大小。

镜台测微尺是一块中央部分刻有精确等分线的载玻片。一般是将1mm等分为100格，每格长度等于0.01mm，即10μm，此长度固定不变。它是专门用于校正目镜测微尺每格的相对长度的。

【实验器材和试剂】

1. 器材

酒精灯、载玻片、接种环、试管夹、双层瓶（内装香柏油和二甲苯）、擦镜纸、试管、吸水纸、染色缸等。

2. 仪器

光学显微镜、目镜测微尺、镜台测微尺。

3. 菌种

白色葡萄球菌、酿酒酵母（*Saccharomyces cerevisiae*）。

4. 试剂

生理盐水。

【实验操作】

1. 目镜测微尺的校正

（1）将目镜上的透镜旋下，将目镜测微尺的刻度朝下轻轻地装入目镜镜筒内的隔板上，然后旋上目镜，将此目镜插入镜筒内。使用双目显微镜时一般将目镜测微尺置于右边的目镜中。

（2）将镜台测微尺置于显微镜的载物台上，使刻度面朝上。

（3）校正目镜测微尺：先用低倍镜观察，对准焦距，当看清镜台测微尺后，转动目镜，使目镜测微尺的刻度与镜台测微尺的刻度平行。移动推动器，使目镜测微尺和镜台测微尺的某一区间内的两对刻度线完全重合，然后分别数出两重合刻度线之间目镜测微尺的格数和镜台测微尺的格数。

根据计得的目镜测微尺和镜台测微尺重合线之间各自所占的格数，通过以下公式换算出目镜测微尺每小格所代表的实际长度。

$$目镜测微尺每小格长度(\mu m) = \frac{两重合线间镜台测微尺的格数 \times 10 \mu m}{两重合线间目镜测微尺的格数}$$

用同样方法校正在高倍镜、油镜下目镜测微尺每小格所代表的长度。

2. 测定白色葡萄球菌细胞的大小

换上白色葡萄球菌标本片（制作方法参照实验3），先在低倍镜下找到目的物，再在油镜下找到白色葡萄球菌的清晰物像。在油镜下转动目镜测微尺，测出白色葡萄球菌菌体的直径占几格，不足一格的部分估计到小数点后一位数。将测出的格数乘上目镜测微尺每格的长度，即等于该菌体直径的大小。

一般情况下，测量菌的大小要在同一涂片上随机测定10~20个菌体，求出平均值，才能代表该菌的大小，且一般选用对数生长期的菌体进行测定。

3. 测定酵母菌细胞的大小

换上酵母菌标本片（制作方法参照实验10），在高倍镜下找到酵母菌的清晰物像。在高倍镜下用目镜测微尺来测量酵母菌菌体的长、宽各占几格，计算出该菌的大小。

【实验结果】

1. 将目镜测微尺的校正结果填入表1-4。

表1-4 目镜测微尺校正结果记录表

物　镜	目镜测微尺格数	镜台测微尺格数	目镜测微尺每小格代表的长度/μm
10×			
40×			
100×			

目镜放大倍数：_____

2. 将白色葡萄球菌大小的测定结果记录于表1-5中。

表1-5 白色葡萄球菌大小测定结果记录表

编号	1	2	3	4	5	6	7	8	9	10	平均值
直径/格											

物镜放大倍数：_____

白色葡萄球菌平均直径＝平均格数×目镜测微尺每小格代表的长度＝_____

3. 将酵母菌大小的测定结果记录于表1-6中。

表1-6 酵母菌大小测定结果记录表

编号	1	2	3	4	5	6	7	8	9	10	平均值
长/格											
宽/格											

物镜放大倍数：_____

酵母菌大小的表示：

　　　　长(μm)＝平均格数×目镜测微尺每小格代表的长度＝_____

　　　　宽(μm)＝平均格数×目镜测微尺每小格代表的长度＝_____

　　　　酵母菌大小：_____μm(长)×_____μm(宽)

【注意事项】

1. 当更换不同放大倍数的目镜或物镜时，必须重新校正目镜测微尺每小格所代表的长度。
2. 进行目镜测微尺校正时，光线不宜太强。
3. 由于酵母菌菌体无色透明，观察时应仔细调节光线的强弱。

【思考题】

1. 为什么更换不同的目镜和物镜时必须对目镜测微尺进行校正？
2. 本实验测定方法的误差主要来自哪些方面？

实验 8　微生物显微镜直接计数法

【实验目的】
1. 掌握利用血细胞计数板进行微生物细胞计数的原理和方法。
2. 掌握血细胞计数板的结构。

【实验原理】
显微镜直接计数法是将少量待测样品的菌悬液置于一块特制的具有确定容积的载玻片上，在显微镜下直接进行计数。这是一种简便、快速、直观的方法。

常用的计菌器有血细胞计数板、Peteroff-Hauser 计菌器以及 Hawksley 计菌器等，它们的计数原理基本相同。其中血细胞计数板较厚，可用于酵母菌的计数；后两种计菌器较薄，可在油镜下使用，可用于细菌等较小的细胞的计数。本实验用血细胞计数板在显微镜下直接计数酵母菌的数量。

血细胞计数板是一块特制的厚载玻片，载玻片上由 4 条槽构成 3 个平台(图 1-6)。中间的平台较宽，又被一短横槽分隔成两半，每半边上面各有 1 个方格网。每个方格网共分 9 个大格，其中间的 1 个大方格即为计数室，常被用作微生物的计数。计数室的刻度有两种规格：一种是将 1 个大方格分为 16 个中方格，每个中方格又分成 25 个小方格(图 1-7)；另一种是将 1 个大方格分成 25 个中方格，每个中方格又分成 16 个小方格。无论是哪一种构造，它们都有一个共同特点，即每个大方格都由 400 个小方格组成。

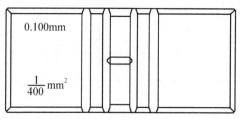

a. 平面图（中间平台分为两半，各刻有一个方格网）

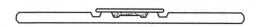

b. 侧面图（中间平台与盖玻片之间的间隙的高度为0.1mm）

图 1-6　血细胞计数板的构造

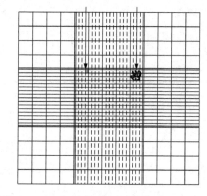

图 1-7　血细胞计数板网格的分区和分格

每个大方格的边长为 1mm，则每一大方格的面积为 $1mm^2$，盖上盖玻片后，盖玻片与计数室底部之间的高度为 0.1mm，所以每个计数室（大方格）的体积为 $0.1mm^3$，即 10^{-4} ml。

使用血细胞计数板直接计数时，先要测定每个中方格中微生物细胞的数量，再换算成 1ml 菌液中微生物细胞的数量。

计数时，通常数 5 个中方格的总菌数，然后求得每个中方格的平均菌数，再乘上 25 或 16，就得到 1 个大方格中的总菌数，然后再换算成 1ml 菌液中的总菌数。

设 5 个中方格中的总菌数为 A，菌液稀释倍数为 B，如果是 25 个中方格的计数板，则

$$1\text{ml 菌液中的总菌数}=A/5\times 25\times 10000\times B=50000A\cdot B$$

同理,如果是 16 个中方格的计数板,则

$$1\text{ml 菌液中的总菌数}=A/5\times 16\times 10000\times B=32000A\cdot B$$

【实验器材和试剂】

1. 器材

血细胞计数板、无菌毛细吸管、盖玻片等。

2. 仪器

光学显微镜、手动计数器。

3. 菌种

酿酒酵母。

【实验操作】

1. 稀释

制备酿酒酵母菌悬液,加无菌水做适当稀释,以每小格的菌数可数为宜。

2. 检查血细胞计数板

血细胞计数板上若有污物,可用自来水冲洗,再用 95% 的酒精棉球轻轻地擦,用吸水纸吸干。计数板上的刻度非常精细,不能用刷子等硬物刷洗,也不能在酒精灯上烘烤。

3. 加样

取洁净的血细胞计数板一块,在计数室上盖上一块盖玻片。将酵母菌悬液摇匀,用毛细吸管吸取少许菌悬液,从计数板中间平台沿盖玻片的边缘滴一小滴,使菌液沿盖玻片的边缘靠毛细渗透作用自动进入计数室中,切勿产生气泡,并用吸水纸吸去多余的菌液。也可以将菌悬液直接滴加在计数室上,然后加盖盖玻片,切勿产生气泡,用镊子轻压盖玻片。

静置约 5min 后,先在低倍镜下找到计数室,再转换至高倍镜,观察计数。

4. 计数

每个计数室选取 5 个中方格进行计数,可选 4 个角和中间的中方格来计数。由于菌体在计数室中处于不同的空间位置,要在不同的焦距下才能看到,因而观察时必须不断调节焦距,方能数到全部菌体,不要遗漏。

对于位于中方格双线上的酵母菌,则计数时数上线不数下线,数左线不数右线,以免重复计数。

若遇酵母菌出芽,凡酵母菌的芽体体积达到母细胞大小的一半时,即可作为两个菌体计算。每个样品重复计数两到三次,取其平均值。

5. 清洗

血细胞计数板用后,用自来水冲洗干净,切勿用硬物洗刷或抹擦,以免损坏网格刻度。洗净后自行晾干或用吹风机吹干即可。

【实验结果】

将显微计数结果填入表 1-7 中。A 表示 5 个中方格中的总菌数,B 表示菌悬液的稀释倍数。

表 1-7 酵母菌悬液显微计数结果记录表

		每个中方格中菌数					A	B	两室平均值	菌数/ml
		1	2	3	4	5				
酿酒酵母	第1室									
	第2室									

【注意事项】

1. 加酵母菌液时，量不应过多，不能产生气泡。
2. 由于酵母菌菌体无色透明，计数观察时应注意调节光线强弱。或者用吕氏碱性美蓝染液处理菌液。

【思考题】

1. 根据你的实验体会，请总结一下血细胞计数板的计数误差主要来自哪些方面。
2. 应如何减少计数误差？

实验 9　放线菌的形态观察

【实验目的】

1. 学习并掌握观察放线菌形态的基本方法。
2. 观察放线菌的形态特征。

【实验原理】

放线菌是指能形成分枝状菌丝体的一类革兰氏阳性的原核微生物。常见的放线菌菌丝体由基内菌丝、气生菌丝、孢子丝组成。深入培养基内生长的叫基内菌丝，基内菌丝生长到一定阶段能向空气中生长，形成气生菌丝，气生菌丝进一步分化产生孢子丝及孢子。

在显微镜下直接观察放线菌时，气生菌丝在上层，基内菌丝在下层，气生菌丝颜色较暗、较粗，基内菌丝较透明、较细。孢子丝依放线菌种类的不同，呈螺旋状、波浪状、直线状等多种形态。在油镜下观察，放线菌的孢子有球形、椭圆形、杆状或柱状等。

为了观察放线菌的形态特征，制片时一般不采取涂片法，尽可能保持放线菌自然生长状态下的形态特征，所以通常采用插片法、玻璃纸法、印片法进行观察。

1. 插片法

将放线菌接种在高氏一号琼脂培养基平板上，插上无菌盖玻片后进行培养，使放线菌菌丝沿着培养基表面与盖玻片的交接处生长，大量气生菌丝和孢子丝附着在盖玻片上。观察时，轻轻取出盖玻片，放在载玻片上直接镜检。这种方法可以观察到放线菌在自然生长状态下的特征，而且便于观察放线菌在不同生长期的形态。

2. 玻璃纸法

玻璃纸是一种透明的半透膜，将灭过菌的玻璃纸覆盖在高氏一号琼脂培养基平板表面，然后将放线菌接种于玻璃纸上。经培养，放线菌在玻璃纸上生长并形成菌苔。观察时，揭下玻璃纸，固定在载玻片上直接镜检。这种方法既能保持放线菌的自然生长状态，也便于观察其在不同生长期的形态特征。

3．印片法

将放线菌的菌苔印在载玻片上，微微加热固定，经染色后观察。这种方法主要用于观察放线菌的孢子丝的形态、孢子的排列及形状。此方法简便可行。

【实验器材和试剂】

1．器材

无菌平皿、无菌玻璃纸、无菌盖玻片、玻璃涂棒、载玻片、接种环、镊子、染色缸、接种铲等。

2．仪器

光学显微镜。

3．菌种

细黄链霉菌（*Streptomyces mioroflavus*）。

4．试剂

石炭酸复红染液、0.1％吕氏碱性美蓝染液、生理盐水。

5．培养基

高氏一号琼脂培养基。

【实验操作】

1．插片法

（1）倒平板

取融化并冷却至大约50℃的高氏一号琼脂培养基倒平板，平板倒得略厚一些，凝固待用。

（2）接种

用接种环从菌种斜面挑取放线菌，在上述培养基平板上密集划线接种。

（3）插片

用镊子以无菌操作将无菌的盖玻片以大约45°角插入上述培养基平板内（插在接种线上），插片数量可根据需要而定。

（4）培养

将插片后的平板倒置，于28℃培养，通常需培养3～5天。

（5）镜检

用镊子小心拔出盖玻片，擦去背面培养物，然后将有菌的一面朝上放在载玻片上，直接用低倍镜和高倍镜镜检。也可加0.1％的吕氏碱性美蓝染液染色后观察，效果更好。

2．玻璃纸法

（1）倒平板

同插片法。

（2）铺玻璃纸

以无菌操作用镊子将已灭菌的玻璃纸片（似盖玻片大小）平铺在高氏一号琼脂培养基平板表面，用无菌玻璃涂棒（或接种环）将玻璃纸压平，使其紧贴在培养基平板表面，玻璃纸和培养基之间不要留气泡。每个平板可铺5～10块玻璃纸。

（3）接种

用接种环挑取放线菌斜面培养物在玻璃纸上划线接种。

(4) 培养

将平板倒置于28℃培养箱中,培养3～5天。

(5) 镜检

在洁净载玻片上加一小滴生理盐水,用镊子小心取下玻璃纸片,菌面朝上放在玻片的水滴上,使玻璃纸平贴在载玻片上,注意中间勿留气泡。先用低倍镜观察,找到适当视野后换高倍镜观察。操作过程中不要碰动玻璃纸面上的培养物。

3. 印片法

(1) 接种、培养

在高氏一号琼脂培养基平板上按常规划线接种放线菌,于28℃培养3～5天。

(2) 印片

用接种铲或解剖刀将培养基平板上的菌苔连同培养基切下一小块,菌面朝上放在一块载玻片上。另取一块洁净的载玻片,轻轻按压菌苔表面,使气生菌丝、孢子丝被"印"在后一块载玻片的中央。

(3) 固定

使后一块载玻片有印迹的一面朝上,通过火焰两到三次进行固定。

(4) 染色

用石炭酸复红染液染色约1min后水洗。

(5) 镜检

干后用油镜进行观察。

【实验结果】

绘图说明你所观察到的放线菌的形态。

【注意事项】

1. 取下盖玻片及玻璃纸时应小心,勿碰动上面的菌丝体,观察时有菌的一面向上,以免破坏菌丝体形态。

2. 印片时用力要适中,不要错动,水洗时,水流要轻缓。

【思考题】

1. 试比较三种培养和观察放线菌的方法的优缺点。
2. 镜检时,如何区分放线菌的基内菌丝和气生菌丝?
3. 玻璃纸法是否还可用于其他类群微生物的培养和观察?为什么?

实验10 酵母菌的形态观察及死活细胞的鉴别

【实验目的】

1. 观察酵母菌的形态及出芽生殖方式。
2. 掌握区分酵母菌死、活细胞的实验方法。

【实验原理】

酵母菌是单细胞的真核微生物,其细胞呈卵圆形或椭圆形,通常比细菌大几倍甚至几十倍,在高倍镜下就能清晰地观察到。大多数酵母菌以出芽方式进行无性繁殖,少数进行分裂繁殖,也可通过接合产生子囊孢子进行有性繁殖。

酵母菌的菌落特征是菌落较大而厚、湿润、光滑,颜色较单调,多为乳白色,少有红色及黑色。

一般可用美蓝染液水浸片法或水-碘液浸片法来观察酵母菌的形态和出芽繁殖方式。美蓝是一种对细胞无毒的染料,它的氧化型呈蓝色,还原型为无色。用美蓝对酵母的活细胞进行染色时,由于细胞的新陈代谢作用,活细胞具有较强的还原能力,能使美蓝由蓝色的氧化型变为无色的还原型。因此,酵母活细胞染色后呈无色,而死细胞或代谢作用微弱的衰老细胞则呈蓝色或淡蓝色,由此可以区分酵母菌的死、活细胞。

【实验器材和试剂】

1. 器材

载玻片、盖玻片、镊子、染色缸等。

2. 仪器

光学显微镜。

3. 材料

酿酒酵母。

4. 试剂

0.05%和0.1%吕氏碱性美蓝染液、革兰氏染色用碘液。

【实验操作】

1. 美蓝水浸片法

(1) 加一滴0.1%吕氏碱性美蓝染液于载玻片上,以无菌操作挑取少量酵母菌与染液混合均匀,用镊子取一块盖玻片,将其一边与菌液接触,然后缓慢地将盖玻片放下,使其盖在菌液上,要做到小心轻放,以免产生气泡。放置约3min后,先用低倍镜,再用高倍镜观察酵母的形态和出芽情况,并区分死、活细胞。

(2) 染色30min后,再次进行观察,注意观察死、活细胞的比例是否发生变化。

(3) 用0.05%吕氏碱性美蓝染液重复上述操作。

2. 水-碘液浸片法

将革兰氏染色用的碘液稀释4倍,滴加于载玻片上,取少量酵母菌混合均匀,盖上盖玻片,镜检观察。

【实验结果】

1. 绘图说明你所观察到的酵母菌的主要形态特征及出芽方式。

2. 将你所观察到的吕氏碱性美蓝染液浓度及作用时间与酵母菌死、活细胞数量的变化情况填入表1-8中。

表1-8 酵母菌观察结果记录表

吕氏碱性美蓝染液浓度	0.1%		0.05%	
作用时间	3min	30min	3min	30min
视野中活细胞数/个				
视野中死细胞数/个				
存活率/%				

【注意事项】
1. 制备水浸片时,切勿剧烈混合菌液,以免破坏细胞。
2. 加盖玻片时动作要轻,以免产生气泡。

【思考题】
1. 吕氏碱性美蓝染液浓度和作用时间的不同对酵母菌死、活细胞的比例有何影响?试分析其原因。
2. 在显微镜下,酵母菌与细菌的形态有何主要区别?

实验 11　霉菌的形态观察

【实验目的】
1. 观察霉菌的菌落特征。
2. 掌握观察霉菌形态的基本方法,并观察其形态特征。

【实验原理】
霉菌是真核微生物,由许多交织在一起的菌丝体构成,霉菌菌丝较粗,用低倍镜、高倍镜即可清楚地观察到其形态结构。霉菌菌丝分为基内菌丝和气生菌丝,气生菌丝生长到一定阶段分化产生孢子丝,孢子丝能产生孢子。霉菌的菌丝体及孢子的形态特征是区别不同种类霉菌的重要依据。

霉菌菌丝较粗大,细胞易收缩变形,而且孢子很容易飞散,所以制作标本时常采用乳酸石炭酸棉蓝染液。此染液制成的霉菌标本片具有以下特点:(1)菌丝体不变形收缩;(2)具有杀菌防腐作用,可防止孢子飞散;(3)标本片不易干燥,能保持较长时间;(4)染液本身呈蓝色,有一定的染色效果。

观察霉菌可采用直接制片法、载玻片培养法、玻璃纸透析培养法、透明胶带法。载玻片培养法常用于观察霉菌在自然生长状态下的形态。此法是将薄层琼脂培养基置于载玻片上,将霉菌孢子接种于薄层培养基上,盖上盖玻片,培养后用显微镜进行观察。此外,为了得到清晰、完整、保持自然生长状态的霉菌形态,还可利用玻璃纸透析培养法进行观察。此法是利用玻璃纸的半透膜特性及透光性,令霉菌生长在覆盖于琼脂培养基表面的玻璃纸上,然后将长菌的玻璃纸剪取一小片,贴放在载玻片上用显微镜进行观察。

【实验器材和试剂】
1. 器材
无菌移液管、载玻片、盖玻片、U形玻棒、解剖针、解剖刀、玻璃纸、滤纸、无菌玻璃涂棒、镊子、透明胶带、染色缸等。

2. 仪器
光学显微镜。

3. 菌种
曲霉(*Aspergillus* sp.)、青霉(*Penicillium* sp.)、根霉(*Rhizopus* sp.)、毛霉(*Mucor* sp.)。

4. 试剂

乳酸石炭酸棉蓝染液、无菌20％甘油溶液、无菌水、50％乙醇。

5. 培养基

查氏培养基、马铃薯琼脂培养基。

【实验操作】

1. 直接制片法

于洁净的载玻片上加一滴乳酸石炭酸棉蓝染液,用解剖针从霉菌菌落的边缘挑取少量菌丝,用50％乙醇浸泡菌丝,以洗去脱落的孢子。将菌丝置于染液中,再用解剖针细心地将菌丝挑散开,然后小心地盖上盖玻片,注意不要产生气泡。在显微镜下先用低倍镜观察,再换高倍镜进行观察。

2. 载玻片培养法

(1) 培养小室的准备及灭菌

在培养皿底放一张内径略小于皿底的滤纸,放上一根U形玻棒,其上放一洁净的载玻片,放两片盖玻片于载玻片两端,盖上皿盖。将上述数套培养皿叠起,包扎好,121℃灭菌20min或干热灭菌,备用。

(2) 琼脂培养基薄层的制备

将灭菌的马铃薯琼脂培养基倒入无菌平皿中,铺成薄层,待凝固后,用无菌解剖刀切成0.5～1cm²的小块琼脂薄层,用刀尖铲起琼脂小块薄层,放在上述已灭菌的培养皿内的载玻片上,每片载玻片上放置2块。

(3) 接种

用灭菌的接种针挑取少量霉菌孢子,轻轻点种在琼脂薄层的边缘上,用无菌镊子将载玻片旁的盖玻片轻轻地盖在琼脂薄层上,再盖上皿盖。

(4) 培养

在培养皿内的滤纸上,加无菌的20％甘油3～5ml,至滤纸湿润即可,用于保持湿度。将培养皿置于28℃培养一段时间后,取出载玻片置于显微镜下进行观察。

3. 玻璃纸透析培养法

(1) 用无菌水洗下斜面上的霉菌孢子,制成孢子悬液。

(2) 用无菌镊子将已灭菌的、直径与培养皿相同的圆形玻璃纸覆盖于查氏培养基平板上。

(3) 用1ml无菌移液管吸取0.2ml孢子悬液到上述玻璃纸平板上,并用无菌玻璃涂棒涂布均匀。

(4) 置于28℃培养箱中培养48h后,取出培养皿,打开皿盖,用镊子将玻璃纸与培养基分开,再用剪刀剪取一小片玻璃纸置于载玻片上,用显微镜进行观察。

4. 透明胶带法

(1) 在载玻片上加一滴乳酸石炭酸棉蓝染液,将一段透明胶带粘在食指与拇指之间,使透明胶带呈U形,胶面向下。

(2) 将透明胶带的胶面在霉菌菌落表面轻轻地粘一下。

(3) 将粘在透明胶带上的菌丝体浸入载玻片上的乳酸石炭酸棉蓝染液中,将胶带两端固定于载玻片上,用显微镜进行观察。

【实验结果】
1. 绘图说明你所观察到的各种霉菌的典型形态特征。
2. 注意观察根霉的孢子囊、假根的形态;观察毛霉的菌丝;观察曲霉和青霉的分生孢子头的形态特征。

【注意事项】
1. 直接观察法取菌丝时,动作要轻,尽量减少菌丝断裂,但应将菌丝小心地挑散。
2. 载玻片培养法中,接种量要少,接种于琼脂薄层的边缘,以免菌丝生长过于密集,影响观察。

【思考题】
1. 比较显微镜下细菌、放线菌、酵母菌和霉菌形态上的异同。
2. 玻璃纸应怎样进行灭菌?为什么?
3. 比较细菌、放线菌、酵母菌和霉菌菌落特征的差异。

实验12 培养基的制备

【实验目的】
1. 掌握培养基的配制原理。
2. 通过对几种常用培养基的配制,掌握培养基的配制方法。

【实验原理】
培养基是按照微生物生长繁殖和新陈代谢的需要,用人工方法配制的含不同营养物质的营养基质。培养基为微生物的生长和代谢提供了良好的营养条件和适宜的生活环境,各类培养基是培养微生物所必需的。正确掌握培养基的配制方法是从事微生物学实验工作的重要技术之一。

微生物的种类及代谢类型繁多,因而用于培养、分离、鉴定、保存各种微生物的培养基的种类也很多,它们的配方及配制方法虽各有差异,但一般培养基的配制程序大致相同。培养基应满足以下条件:(1) 含有适合微生物生长及代谢的碳源、氮源、无机盐、生长因子、水以及微量元素等;(2) 具有适宜的理化条件,包括酸碱度、一定的pH缓冲能力、一定的氧化还原电位和合适的渗透压;(3) 保持无菌状态。

根据微生物的种类和实验目的的不同,可将培养基分为不同类型。如按照制备培养基的原料的不同,培养基可分为天然培养基、半合成培养基和合成培养基三类;按照培养基的物理状态的不同,可分为液体培养基和固体培养基;按照培养基的使用目的的不同,可分为选择培养基、基础培养基及鉴别培养基等。

本实验分别配制常用于培养细菌、放线菌和真菌的牛肉膏蛋白胨培养基、高氏一号培养基和马铃薯蔗糖培养基。

固体培养基是在液体培养基中添加凝固剂制成的。常用的凝固剂有琼脂、明胶和硅酸钠。其中以琼脂最为常用,琼脂是从海藻中提取制成的,其主要成分为多糖类物质,性质较稳定,一般不能被微生物分解。琼脂能在95℃的热水中被融化,融化后的琼脂冷却到45℃又会重新凝固。因此,用琼脂制成的固体培养基在一般微生物的培养温度范围内(25~

37℃)不会融化而保持固体状态,可用于制备培养基平板和斜面。

【实验器材和试剂】

1. 器材

电炉、移液管、试管、烧杯、量筒、三角瓶、培养皿、玻璃漏斗、玻棒、药匙、称量纸、pH试纸、纱布、记号笔、棉花、牛皮纸、麻绳等。

2. 仪器

天平。

3. 材料

牛肉膏蛋白胨琼脂培养基、高氏一号琼脂培养基和马铃薯蔗糖琼脂培养基配方中的各种原料。

4. 试剂

1mol/L NaOH溶液、1mol/L HCl溶液。

【实验操作】

1. 培养基的配制

(1) 称量

按培养基配方计算出各种原料的用量,然后进行准确称量,放于搪瓷杯中。一般可用精度为0.01g的天平称量配制培养基所需的各种原料。如配方中某种原料用量太少,可预先将其配成一定浓度的溶液,然后按比例吸取一定体积的溶液,加至培养基中。

(2) 溶解

将一定量的水加入上述放各种培养基原料的搪瓷杯中,用玻棒搅动,并加热使其全部溶解。配制固体培养基时,应将已配好的液体培养基加热煮沸,再将称好的琼脂(1.5%~2%)加入其中,并用玻棒不断搅拌,以免杯底烧焦或沸腾溢出。继续加热至琼脂全部融化,最后按所配制的培养基体积补足水分。

(3) 调pH

一般用pH试纸测定培养基的pH。当培养基偏酸或偏碱时,可用1mol/L NaOH或1mol/L HCl溶液进行调节。调节pH时,应逐滴加入NaOH或HCl溶液,防止局部过碱或过酸,破坏培养基的营养成分。边加酸碱边搅拌,并不时用pH试纸进行测试,直至达到所需的pH值为止。对于某些有较高pH精度要求的培养基,可用pH计进行调节。

(4) 过滤

趁热用四层纱布过滤。一般情况下,如无特殊要求,此步可省略。

(5) 分装

根据不同需要,将已配好的培养基分装入试管或三角瓶内,分装时注意不要使培养基沾污管口或瓶口,以免引起污染。如操作不小心,将培养基沾在管口或瓶口,可用一小块脱脂棉擦去管口或瓶口的培养基。

① 试管中培养基的分装(图1-8):取一个玻璃漏斗,放在铁架上,漏斗下连一根橡皮管,橡皮管下端再与另一玻璃管相接,在橡皮管的中部加一弹簧夹。分装时,用左手拿

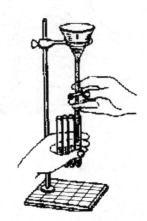

图1-8 试管中培养基的分装

住空试管中部,右手将漏斗下的玻璃管嘴插入试管内,放开弹簧夹,使培养基直接流入试管内。一般液体培养基分装时以不超过试管高度的1/4左右为宜;用于制作斜面的固体培养基的分装量为试管高度的1/5(约5ml);半固体培养基的分装量约为试管高度的1/3为宜。

②三角瓶中培养基的分装:用于制作平板的固体培养基可装入三角瓶中进行灭菌,装入量一般不超过三角瓶总体积的一半;用于摇床振荡培养微生物的液体培养基,一般是在250ml三角瓶中加入50ml培养基。

(6) 加塞

将装好培养基的三角瓶、试管塞上棉塞或硅胶塞。

(7) 包扎

在三角瓶及捆成一捆的试管外面包上一层牛皮纸,并用线绳捆好以防灭菌时冷凝水沾湿瓶口或管口。用记号笔注明培养基的名称、组别及配制日期。

(8) 灭菌

配制好的培养基应立即按配方规定的灭菌条件进行高压蒸汽灭菌。用作斜面的试管灭菌后应趁热摆成斜面;半固体培养基灭菌后应垂直待凝。培养基经无菌检查后备用。

2. 斜面和平板的制作

(1) 斜面的制作

将已灭菌的装有琼脂培养基的试管趁热搁置于玻棒上,调节试管的倾斜度,使之呈适当斜度,凝固后即成斜面。斜面长度以试管长度的1/2为宜。

(2) 平板的制作

将装在三角瓶中已灭菌的琼脂培养基加热融化,冷却至55～60℃,以无菌操作倾入无菌培养皿中。倒平板时培养基温度不宜过高,否则皿盖上的冷凝水太多;但当温度低于50℃时,培养基会凝固而无法制作平板。

平板的制作应在酒精灯旁进行,倒平板时,左手拿培养皿,右手拿三角瓶的底部(图1-9)。先用右手小指和手掌将瓶塞夹住并打开,灼烧瓶口,瓶口保持对着火焰;用左手大拇指和食指将无菌培养皿盖打开一缝,至瓶口正好伸入,倾入培养基,以培养基盖住皿底为宜,而后迅速盖好皿盖,将培养皿平放于桌面上,轻轻旋转平皿,使培养基均匀分布于整个平皿中,冷凝后即成平板。

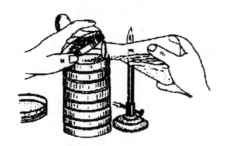 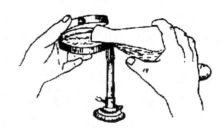

图1-9 倒平板的方法

3. 培养基的无菌检查

灭菌后的培养基一般需进行无菌检查,以确保灭菌效果。可取出1～2管(瓶),置于37℃培养箱中培养1～2天,确定无菌后方可使用。

4. 棉塞的制作

为了培养好氧性微生物,需提供优良的通气条件,同时必须防止空气中的微生物进入试管或三角瓶,造成杂菌污染,常用的方法是在试管及三角瓶口加上棉花塞等。

制作棉塞时,应选用普通棉花,不能选用脱脂棉。通常在棉塞外包上一层纱布,再塞在瓶口上。棉塞的制作过程如图1-10所示。制作的棉塞不宜过紧或过松,应紧贴管壁,不留缝隙,以防外界微生物进入(图1-11)。目前多采用硅胶塞代替棉塞直接塞在三角瓶或试管口上。

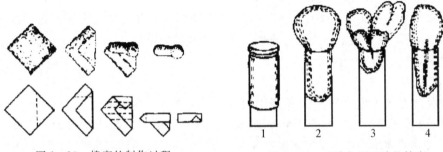

图1-10 棉塞的制作过程　　图1-11 正确与不正确的棉塞
　　　　　　　　　　　　　　1-金属塞;2-正确;3、4-不正确

液体培养基进行摇床培养时,为加大通气量,通常用8层纱布代替棉塞包在瓶口上。

【实验结果】

简述配制三种常用培养基的基本步骤及注意事项。

【注意事项】

1. 调节pH时,不应调过头,避免反复回调。
2. 配制培养基加热融化时,要不停地搅拌,以免沸腾溢出或烧焦结底。
3. 分装过程中,培养基不宜沾在管口或瓶口。

【思考题】

1. 培养基配制好后,为什么必须立即灭菌?如何检查培养基是否灭菌彻底?
2. 为什么放置培养基的三角瓶口或试管口都要塞上棉塞或硅胶塞?
3. 配制培养基时应如何调节pH?

实验13　消毒与灭菌技术

【实验目的】

1. 了解消毒和灭菌的原理。
2. 掌握干热灭菌和高压蒸汽灭菌的原理和操作方法。

【实验原理】

在微生物学实验中,必须防止杂菌的污染,进行纯培养。因此,必须对所用的实验器材、培养基和实验场所进行严格的消毒和灭菌。灭菌是用物理或化学的方法杀死或除去物品或环境中的一切微生物,包括微生物的营养体、芽孢和孢子。消毒是用物理或化学的方法杀死物体上的病原微生物或有害微生物的营养体。

实验室常用的灭菌方法包括干热灭菌、高压蒸汽灭菌、间歇灭菌、煮沸灭菌等方法。这些方法的基本原理是通过加热使微生物菌体内的蛋白质凝固变性，从而达到灭菌的目的。本实验介绍几种实验室常用的灭菌、除菌的方法。

1. 干热灭菌

分为火焰灼烧灭菌和热空气灭菌两种。火焰灼烧灭菌适用于接种环、接种针和金属用具（如镊子等）的灭菌。无菌操作时，试管口和瓶口也应在火焰上做短暂的灼烧灭菌。而我们通常所说的干热灭菌是指在电烘箱内利用高温干燥空气（160～170℃）进行灭菌，即热空气灭菌。此方法适用于玻璃器皿，如移液管、玻璃涂棒和培养皿等的灭菌。培养基、橡胶制品、塑料制品等不能采用干热灭菌。干热灭菌的温度不能超过180℃，否则，包器皿的纸或棉塞就会烧焦，甚至引起燃烧。

2. 高压蒸汽灭菌

将物品放在密闭的高压蒸汽灭菌锅内，在一定的压力 0.1MPa（1.05kg/cm²）下维持15～30min进行灭菌。此法适用于培养基、无菌水等物品的灭菌，也可用于玻璃器皿的灭菌。

将待灭菌的物品放在一个密闭的高压灭菌锅内，通过加热，使灭菌锅夹套间的水沸腾而产生蒸汽，用水蒸气将锅内的空气从排气阀中排尽，然后关闭排气阀，继续加热。此时灭菌锅内的压力增大，温度高于100℃，导致菌体蛋白质凝固变性而达到灭菌的目的。

在相同的温度下，湿热灭菌的杀菌效果好于干热灭菌。这有三点原因：一是在湿热灭菌中菌体吸收水分，蛋白质容易凝固变性，随着含水量的增加，蛋白质凝固所需的温度降低；二是湿热灭菌中蒸汽的穿透力比干燥空气大；三是蒸汽与被灭菌物体表面接触后，释放出大量的气化潜热，能迅速提高灭菌物体表面的温度，从而增加灭菌效力。

在使用高压蒸汽灭菌法时，灭菌锅内的空气一定要彻底排出，否则会影响灭菌效果。因为当水蒸气中混有空气时，在相同的压力下，含有空气的水蒸气的温度低于饱和蒸汽的温度。

实验室常用的高压蒸汽灭菌锅有手提式高压蒸汽灭菌锅和自控式高压灭菌锅，其结构和工作原理是相同的。一般培养基灭菌采用0.1MPa，即121℃，维持15～30min，即可达到彻底灭菌的目的。

3. 过滤除菌

有些物质，如抗生素、血清、维生素等若采用加热灭菌法，容易受热分解而被破坏，这些物质的灭菌可采用过滤除菌法。过滤除菌是通过机械作用滤去液体或气体中的细菌。该方法最大的优点是不破坏样品中各种物质的化学成分。目前应用最为广泛的除菌过滤器有：

（1）微孔滤膜过滤器

这是一种新型的过滤器，它由上下两个分别具有出口和入口连接装置的塑料盒组成，出口处可连接针头，入口处可连接针筒，使用时将滤膜装入两塑料盒之间，旋紧盒盖。当溶液从针筒注入过滤器时，微生物被阻留在微孔滤膜上面，液体和小分子物质能通过滤膜，从而达到除菌的目的。滤膜是由硝酸纤维素、醋酸纤维素等制成的薄膜，实验室中用于除菌的微孔滤膜孔径一般为 $0.22\mu m$。

（2）蔡氏（Scitz）过滤器

又称石棉板过滤器，这是一种由金属制成的过滤漏斗，其过滤部分是用石棉纤维和其他填充物压制成的片状结构。溶液中的细菌通过石棉纤维的吸附和过滤而被去除。但它对溶液中其他物质也有一定的吸附性，每张石棉滤板只能使用一次。

(3) 玻璃过滤器

是一种由玻璃制成的过滤漏斗,其过滤部分是由细玻璃粉烧结成的板状构造。其优点是吸附量少,但每次使用后要用水反复冲洗,洗净后再用。

在进行过滤除菌前,整个细菌过滤器和接受液体的容器必须包装妥当,需事先进行高压蒸汽灭菌后方可使用。

【实验器材和试剂】

1. 器材

0.22μm孔径的滤膜、移液管、试管、三角瓶、培养皿、报纸、棉花等。

2. 仪器

电热干燥箱、高压蒸汽灭菌锅、微孔滤膜过滤器。

3. 材料

待灭菌的培养基、待过滤除菌的溶液。

【实验操作】

1. 灭菌前玻璃器皿的包扎

(1) 培养皿的包扎

培养皿由盖和底组成一套。可用报纸将若干套培养皿包成一包,或者将培养皿直接装入特制的铁皮圆筒内,加盖后进行灭菌。

(2) 移液管的包扎

在移液管的上端塞入一小段棉花(使用未脱脂棉),以避免使用时外界微生物进入移液管内。塞入的小段棉花长约0.5cm左右,塞棉花时,可用一根针将少许棉花塞入管口内,再将露在管口的棉花在酒精灯上烧掉,棉花要塞得松紧适宜。将报纸裁成宽约5cm左右的长纸条,然后将已塞好棉花的移液管尖端放在长条报纸的一端,约成45°角,折叠纸条包住移液管的尖端,向前搓转,以螺旋式将移液管包扎起来,将上端剩余的纸条折叠打结,即可准备灭菌(图1-12)。

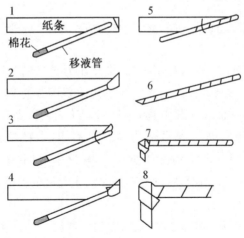

图1-12 移液管的包扎

2. 干热灭菌法

(1) 放入待灭菌的物品

将包好的玻璃器皿放入电热干燥箱内,关好箱门。物品在干燥箱内堆放时要留有一些空隙,不要摆放得太挤,以免妨碍空气的流通。灭菌物品不要接触电热干燥箱的内壁及温度计探头,以防因包装纸烤焦而起火。

(2) 灭菌

接通电源,打开电热干燥箱顶部的排气孔,等温度升至80~100℃时关闭排气孔,继续升温至160~170℃时,恒温1~2h。

(3) 降温

切断电源,自然降温。

(4) 开箱取物

待电热干燥箱内的温度降到70℃以下后,才能打开箱门,取出灭菌物品。电热干燥箱内温度未降到70℃以前,切勿自行打开箱门,以免骤然降温导致箱内玻璃器皿炸裂。

3. 高压蒸汽灭菌法

(1) 加水

将内层锅取出,向外层锅内加入适量的水,使水面没过加热蛇管并与三角搁架相平为宜。如加水过少,灭菌锅会发生干烧,引起炸裂事故。

(2) 装物

放回内层锅,并装入待灭菌的物品,不要装得太挤,以免妨碍蒸汽流通而影响灭菌效果。物品要摆放平稳,三角瓶与试管口均不要与桶壁接触,以免冷凝水弄湿包扎纸而透入棉塞。

(3) 加盖

将锅盖上与排气孔相连的排气软管插入内层锅的排气槽内,摆正锅盖,对齐螺口,然后旋紧螺栓,防止漏气,并打开排气阀。

(4) 排气

打开电源加热,将水煮沸,使锅内的水蒸气带动着冷空气一起从排气孔中排出。一般认为当排出的气流很强并有嘘声时,表明锅内的空气已排尽,沸腾后约需再排气5min。

(5) 升压

待冷空气完全排尽后,关闭排气阀,继续加热,使锅内压力开始上升。

(6) 保压

当压力表指针达到所需压力时,控制电源,维持压力至所需的时间。一般采用0.1MPa(1.05kg/cm^2),121℃灭菌20min。影响灭菌效果的主要因素是温度而不是压力,因此锅内的冷空气必须完全排尽后才能关闭排气阀,维持所需压力。灭菌温度及维持时间可随灭菌锅内物品的性质和数量等具体情况做适当调整。例如,含糖培养基用0.05MPa(0.56kg/cm^2),即112.6℃灭菌15min。但为了保证灭菌效果,可将其他成分先行于0.1MPa(1.05kg/cm^2),121℃灭菌20min,然后以无菌操作加入无菌的糖溶液。

(7) 降压

当达到灭菌所需的时间后,切断电源,让灭菌锅的温度自然下降。当压力表的指针降至"0"后,方可打开排气阀,排尽锅内剩余的蒸汽,旋松螺栓,打开锅盖,取出灭菌物品。

(8) 无菌检查

将已灭菌的培养基放入37℃恒温培养箱中培养24h,检查确定无杂菌生长后,即可使用。

4. 过滤除菌法

本实验采用微孔滤膜过滤器进行过滤除菌,具体操作步骤如下:

(1) 组装、灭菌

将 0.22μm 孔径的微孔滤膜装入清洗干净的塑料滤器中,旋紧压平,包装灭菌(0.1MPa,121℃灭菌 20min)后待用。

(2) 连接

在无菌条件下,将无菌的过滤器的入口以无菌操作方式连接于装有待过滤溶液的注射器上,将针头与出口处连接并插入带橡皮塞的无菌接受试管中。

(3) 压滤

将注射器中的待滤溶液加压,缓缓挤入过滤器,经微孔滤膜过滤后,经针头到无菌试管中,滤毕,将针头拔出。压滤时用力要适当,不可太猛太快,以免细菌因挤压而透过滤膜。

(4) 无菌检查

以无菌操作吸取 0.1ml 除菌后的滤液于牛肉膏蛋白胨琼脂平板上,均匀涂布,置于 37℃恒温培养箱中,培养 24h,检查是否有杂菌生长。

(5) 清洗

弃去塑料滤器上的微孔滤膜,将塑料滤器清洗干净,并换上一张新的微孔滤膜,组装包扎,经灭菌后再使用。

【实验结果】

1. 叙述用电热干燥箱对玻璃器皿、移液管等进行干热灭菌的过程。
2. 叙述用高压蒸汽灭菌锅对所配制的培养基进行灭菌的过程。
3. 简述移液管和培养皿包扎的注意事项。

【注意事项】

1. 灭菌结束后,不要立即打开高压灭菌锅的排气口,避免因锅内压力突然下降,使容器内的培养基因内外压力不平衡而冲出容器口,造成污染,甚至灼伤操作者。
2. 过滤除菌的整个过程应严格按照无菌操作进行,以防污染,过滤时应避免各连接处出现渗漏现象。

【思考题】

1. 为什么微生物学实验所用的移液管管口上端需塞入一小段棉花,再用报纸包起来,经灭菌后才能使用?
2. 干热灭菌过程中应注意哪些方面?为什么?
3. 灭菌在微生物学实验中有何重要意义?
4. 过滤除菌时应注意哪些事项?

实验 14 微生物的分离纯化

【实验目的】

1. 了解微生物分离和纯化的基本原理。
2. 掌握常用的分离纯化微生物的方法。

3. 掌握微生物的接种、移种和培养技术。
4. 巩固无菌操作技术。

【实验原理】

在自然环境中,微生物往往群居混杂。但为了研究某种微生物的特性,常需将该微生物从混杂的群体中分离出来,进行纯培养。从混杂的微生物群体中获得只含有某一种微生物的过程,称为微生物的分离纯化。平板分离法被普遍应用于微生物的分离纯化。其基本原理是采用适合于待分离微生物的生长条件(如营养成分、酸碱度、温度和氧气等),或加入某种抑制剂,造成只利于该微生物生长而抑制其他微生物生长的环境,从而淘汰不需要的微生物。

微生物在固体培养基上生长形成的单个菌落通常是由一个细胞繁殖而成的,因此可通过挑取单菌落来获得纯培养。单菌落的获取可通过稀释涂布平板法或平板划线分离法来完成。特别值得指出的是,从微生物群体中分离出来的生长在平板上的单菌落并不一定能保证都是纯培养。因此,纯培养的确定除了观察其菌落特征外,还要结合显微镜检测菌体的个体形态特征后才能确定。总之,微生物的纯培养要经过一系列分离纯化过程和多种特征鉴定后才能获得。

土壤是微生物生活的大本营,土壤中的微生物无论是数量还是种类都是极其丰富的。因此,土壤是微生物多样性的重要场所,也是微生物菌种资源开发的重要来源,可以从土壤中分离纯化得到许多有价值的菌株。本实验采用三种不同的培养基,从土壤中分离纯化细菌、放线菌、真菌。

将微生物的培养物移植到培养基上的操作技术称为接种。接种是微生物学实验最基本的操作技术之一,微生物的分离纯化、培养、鉴定以及有关微生物的生理研究及生产都必须进行接种。

不同种类微生物的菌落有其特征性,可加以识别和鉴定。本实验从三种不同的培养基上分别挑取细菌、放线菌、真菌的单菌落,移植到新的培养基上去,再加以显微镜鉴定,从而达到分离纯化的目的。这也是分离纯化的原理。

微生物的分离纯化、接种等过程要严格按照无菌操作进行。

【实验器材和试剂】

1. 器材

盛 9ml 无菌生理盐水的试管、盛 45ml 无菌生理盐水并带有玻璃珠的三角瓶、无菌玻璃涂棒、无菌移液管、接种环、无菌培养皿、酒精灯等。

2. 仪器

恒温培养箱、光学显微镜。

3. 培养基

牛肉膏蛋白胨琼脂培养基、高氏一号琼脂培养基、马铃薯蔗糖琼脂培养基。

4. 试剂

10%苯酚溶液、链霉素。

【实验操作】

1. 稀释涂布平板法

(1) 倒平板

将牛肉膏蛋白胨琼脂培养基、高氏一号琼脂培养基、马铃薯蔗糖琼脂培养基加热融化。

冷却至55~60℃时,在高氏一号琼脂培养基中加入10%苯酚溶液数滴,在马铃薯蔗糖琼脂培养基中加入链霉素溶液至终浓度为30μg/ml,混合均匀后分别倒平板,每种培养基倒三皿。

(2) 制备土壤稀释液

称取土样5g,放入盛有45ml无菌生理盐水并带有玻璃珠的三角瓶中,振荡约20min,将土壤颗粒充分打散,使土样与水充分混合,使土壤颗粒中的微生物充分释放至溶液中,即成10^{-1}土壤稀释液。取装有9ml无菌生理盐水的试管8支,编号。用1支1ml无菌移液管吸取1ml上述10^{-1}土壤悬液于第1支盛有9ml无菌生理盐水的试管中,吹吸3次,使之充分混匀,即成10^{-2}稀释液;然后用无菌移液管从此试管中吸取1ml土壤悬液,加入第2支盛有9ml无菌生理盐水的试管中,吹吸3次,混合均匀,即成10^{-3}土壤稀释液;以此类推,连续稀释,每次操作要更换移液管,制成10^{-4}~10^{-9}不同稀释度的土壤稀释液(图1-13)。

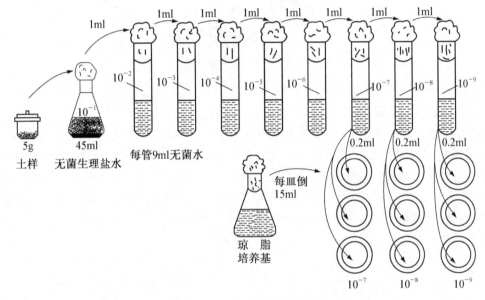

图1-13 土壤溶液的稀释

(3) 涂布

取上述每种培养基各三个平皿,在底面分别用记号笔写上10^{-7}、10^{-8}和10^{-9}三种稀释度,然后用无菌移液管分别从10^{-7}、10^{-8}和10^{-9}三管土壤稀释液中各吸取0.2ml,小心地加在对应的培养基平板表面的中央(图1-13)。用无菌玻璃涂棒将菌悬液轻轻地涂布均匀。

(4) 培养

将牛肉膏蛋白胨培养基平板倒置于37℃培养箱中,培养1~2天;将高氏一号培养基平板和马铃薯蔗糖培养基平板倒置于28℃培养箱中,培养3~5天。

(5) 观察并挑取单菌落

观察平板,记录培养皿上长出的单菌落的大小、颜色、形状等特征。根据菌落的不同特征,分别挑取典型菌落,接种到上述三种培养基的斜面上,分别置于37℃和28℃培养箱中进行培养。培养后将斜面取出,镜检是否为纯菌株,若发现有杂菌,需再一次进行分离纯化,直到获得纯培养。

2. 平板划线分离法

(1) 倒平板

按稀释涂布平板法倒平板,并用记号笔标明培养基名称、土样编号和实验日期。

(2) 划线

在近火焰处,左手拿培养基平板,右手拿接种环,挑取上述 10^{-1} 的土壤悬液一环,在平板上进行划线分离(图1-14)。划线的方法可采用连续划线法和分段划线法,它们的目的都是通过划线操作将土壤样品在平板上进行稀释,使之培养后能形成单菌落。

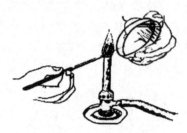

图1-14 划线操作

① 连续划线法:用接种环挑取上述 10^{-1} 的土壤悬液一环,在培养基平板上连续划线,如图1-15所示,勿划破培养基。划线完毕后,盖上皿盖,倒置培养。

② 分段划线法:用接种环以无菌操作挑取上述 10^{-1} 的土壤悬液一环,先在培养基平板的一边做第一次平行划线3～4条,再转动培养皿约60°角,并将接种环上的剩余物烧掉;待冷却后,通过第一次划线部分做第二次平行划线,再将接种环上的剩余物烧掉;再用同样的方法通过第二次划线部分做第三次平行划线,通过第三次划线部分作第四次平行划线;最后,将接种环上的剩余物在平板中间空余部位进行划线(图1-16)。划线完毕,盖上培养皿盖,倒置培养。

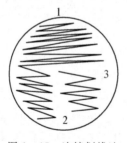 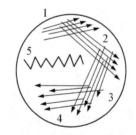

图1-15 连续划线法　　　　图1-16 分段划线法

(3) 观察并挑取单菌落

同稀释涂布平板法,挑取典型单菌落至相应的斜面上,直至分离到纯种微生物为止。

3. 常用的接种方法

(1) 斜面接种法

斜面接种法主要用于接种纯种微生物,用以鉴定或保藏菌种。通常是从培养基平板上挑取分离到的单菌落,或挑取斜面、液体培养基中的纯培养物,接种到培养基斜面上。

接种操作应在无菌室或超净工作台上进行,防止杂菌污染。点燃酒精灯,用左手拿住菌种斜面与待接种的新鲜培养基斜面,菌种管在前,接种管在后,管口对齐,斜面向上倾斜,呈

45°～50°角朝上，并能清楚地看到两支斜面上的培养物。注意：不要持成水平，以免管底的冷凝水浸湿培养基表面。右手在火焰旁转动两试管的塞子，使其松动，以便接种时易于拔出。

接种环灼烧方法如图1-17所示。右手持接种环，先将接种环垂直放在火焰上灼烧，铂丝部分（环和丝）必须烧红，以达到彻底灭菌的目的，然后将除手柄部分的金属杆都用火焰灼烧一遍，要彻底灼烧以保证灭菌彻底。

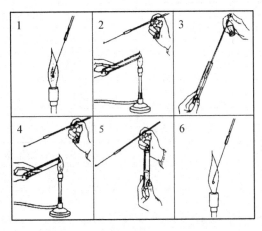

图1-17 斜面接种操作方法

将两支斜面试管的棉塞分别夹在右手的小指和手掌之间及无名指和小指之间，用力拔出棉塞，将试管口在火焰上过火，以杀灭可能引起污染的微生物。棉塞应始终夹在手中，不能掉落。将灼烧灭菌后的接种环伸入菌种管内，先接触无菌苔生长的培养基，待接种环冷却后再从斜面上刮取少许菌苔，取出后在火焰旁迅速插入接种管中，在斜面上做S形划线。接种完毕，迅速塞上棉塞。重新灼烧接种环，将其放回原处，并塞紧棉塞。将接种管贴好标签后，即可进行培养。

（2）液体接种法

此法适用于液体增菌培养，也可用于将纯培养物接种于液体培养基中进行生化试验。其操作方法与注意事项与斜面接种法基本相同，不同点如下：

① 由斜面菌种接种至液体培养基中：用接种环从斜面上沾取少许菌苔，将菌苔轻轻擦入靠近试管壁的液面中，轻轻振荡即可。

② 接种物为霉菌菌种：若用接种环不易挑起培养物，可用接种钩或接种铲进行。

③ 由液体培养物接种至液体培养基中：用接种环沾取少许液体培养物至新鲜的液体培养基中即可。也可根据需要用无菌移液管、滴管或注射器吸取培养液至新鲜的液体培养基中。接种液体培养物时应特别注意勿使菌液溅在工作台上或其他器皿上，以免造成污染。凡吸过菌液的移液管或滴管，应立即放入盛有消毒液的容器内。

（3）穿刺接种法

此法适用于半固体培养基的接种。其操作方法及注意事项与斜面接种法基本相同。接种时必须使用笔直的接种针，而不能使用接种环。

接种高层或半高层培养基时，将接种针灼烧灭菌后沾取少量菌种，垂直穿入培养基中心，一直插到接近管底，再沿原路抽回接种针。注意：勿使接种针在培养基内左右移动，穿刺线应笔直整齐,便于观察生长结果。

【实验结果】

1. 观察稀释涂布平板法和平板划线分离法中各个平板上的单菌落的数量和典型的单菌落形态,将实验结果记录于表1-9～表1-11中,并将典型的单菌落挑至相应的斜面上进行培养。

表1-9　牛肉膏蛋白胨琼脂平板上单菌落生长情况记录表

平板	牛肉膏蛋白胨琼脂平板			划线分离平板
	10^{-7}	10^{-8}	10^{-9}	
单菌落数量				
典型的菌落形态				

表1-10　高氏一号琼脂平板上单菌落生长情况记录表

平板	高氏一号琼脂平板			划线分离平板
	10^{-7}	10^{-8}	10^{-9}	
单菌落数量				
典型的菌落形态				

表1-11　马铃薯蔗糖琼脂平板上单菌落生长情况记录表

平板	马铃薯蔗糖琼脂平板			划线分离平板
	10^{-7}	10^{-8}	10^{-9}	
单菌落数量				
典型的菌落形态				

2. 在显微镜下观察斜面上的培养物是否是纯培养。如果不是,请分析其原因,并重新进行分离纯化。

【注意事项】

1. 土壤悬液的稀释度要适宜,稀释度太大或太小均不易获得单菌落。
2. 土壤悬液应在培养基平板表面涂布均匀。
3. 划线时平行线要划得密,这样稀释效果好,易获得单菌落。

【思考题】

1. 如何确定平板上某个单菌落是否为纯培养?在三种培养基平板上能分离得到哪些类群的微生物?
2. 为什么在高氏一号培养基和马铃薯蔗糖培养基中要分别加入酚和链霉素?如果用牛肉膏蛋白胨培养基分离一种对青霉素具有抗性的细菌,你认为应如何设计实验?
3. 试设计一个从土壤中分离纯化酵母菌的实验方案。

实验 15 大分子物质的水解试验

【实验目的】
1. 证明不同微生物具有分解不同大分子物质的酶系统。
2. 掌握进行微生物大分子水解试验的原理和方法。

【实验原理】
各种微生物的代谢类型差异很大，它们在生命活动过程中能产生不同的胞内酶及胞外酶。微生物对大分子物质的分解能力的不同，反映了它们具有不同的酶系及生理特性，这些特性在细菌的分类及鉴定中具有重要的意义。

1. 淀粉水解试验

某些细菌能产生淀粉酶。淀粉酶是一种胞外酶。它能将淀粉水解为小分子的糊精、双糖、单糖。细菌产生淀粉酶的能力在分类上具有重要的意义。淀粉被水解后，遇碘不变蓝色，利用这一点可以判断细菌水解淀粉的能力。

2. 明胶水解试验

明胶是由胶原蛋白水解生产的蛋白质，是一种动物蛋白。在25℃以下，明胶呈凝胶状态，以固体形式存在；当温度高于25℃时，明胶会液化。有些细菌能分泌产生水解蛋白酶。这是一种胞外酶，能分解明胶，使其失去凝胶性质而没有凝固性。明胶被分解后，其相对分子质量变小，即使温度再低于25℃也不会凝固。明胶水解反应是一种酶反应，参与水解反应的酶称为明胶酶，无此酶的微生物不能液化明胶。

【实验器材和试剂】
1. 器材

接种环、接种针、无菌平皿。

2. 仪器

恒温培养箱。

3. 菌种

枯草芽孢杆菌、大肠杆菌、白色葡萄球菌、待测菌。

4. 试剂

卢戈氏碘液。

5. 培养基

淀粉培养基、明胶高层培养基。

【实验操作】
1. 淀粉水解试验

(1) 将淀粉培养基融化，倒入无菌平皿中，凝固后将平皿倒置于30℃培养箱中，过夜。
(2) 用记号笔在平皿底部做记号，分成四部分。
(3) 将上述四种菌在培养基上点种，37℃培养。
(4) 培养2~5天后，在培养基平板表面形成了明显的菌落。在平皿上滴加卢戈氏碘液，轻轻转动平皿，使碘液均匀地铺满整个平皿，平皿背景呈蓝黑色。若菌落四周不变色，或移去菌落,滴加碘液,菌落下的培养基仍不变色,表示淀粉水解试验呈阴性;若菌落周围出现无色透明圈,则为阳性,说明该菌能产生淀粉酶水解淀粉。根据透明圈的大小还可以判断该菌水解淀粉的能力。

2. 明胶水解试验

(1) 将上述 4 种培养了 18~24h 的斜面菌种穿刺接种于明胶高层培养基试管中;另取一支不接种,作空白对照。放置于 20℃ 培养箱中培养。

(2) 取培养 5 天后的明胶培养基试管,在 20℃ 以下观察菌的生长和明胶水解情况。观察穿刺线,如菌已生长,明胶表面无凹陷,且为稳定的凝块,则明胶水解试验呈阴性;如明胶穿刺部分变成液体,则明胶水解试验呈阳性;如菌已生长,明胶未液化,但明胶表面菌落下出现凹陷小窝(需与未接种的对照管进行比较,因培养过久的明胶也会因水分的失散而出现凹陷),则为轻度水解反应,按阳性处理;若菌未生长,则说明该菌不能在明胶培养基上生长。

注意:培养基灭菌温度过高或过低都会影响实验结果。此外,由于明胶质量不同,其用量也有差异,以在 20℃ 时能凝固成稳定的凝块为宜。

【实验结果】

将实验结果填入表 1-12 中。

表 1-12 淀粉水解试验和明胶水解试验结果记录表

菌 名	淀粉水解试验	明胶水解试验
枯草芽孢杆菌		
大肠杆菌		
白色葡萄球菌		
待测菌		

("+"表示阳性;"-"表示阴性)

【注意事项】

1. 接种前平皿应做好记号,接种时应检查标记,以免接错菌种,造成结果混乱。
2. 接种环要彻底灼烧,以免污染,也会造成结果混乱。

【思考题】

1. 如何通过实验现象解释淀粉酶是胞外酶而非胞内酶?
2. 如不用碘液,该怎样证明淀粉水解反应的存在?
3. 接种后的明胶试管若在 35℃ 下培养,在培养后该怎样证明明胶水解反应的存在?

实验 16 糖发酵试验

【实验目的】

1. 学会用实验证明不同的细菌利用糖类的能力不同。
2. 了解糖发酵试验在肠道细菌鉴定中的重要作用。

【实验原理】

不同细菌具有不同的酶，它们在分解物质的能力上有很大的差别，得到的代谢产物也不同，检查这些代谢产物就可以帮助鉴别细菌，这类试验称为细菌的生理生化反应。

糖发酵试验用于检查细菌对糖类的分解能力的差异，如分解糖类后能否产生有机酸和气体。有些细菌能产酸产气，有些细菌只产酸不产气，有些细菌不能分解某些糖类。糖发酵试验是细菌鉴定，尤其在肠道细菌的鉴定中重要的生化反应。

将大肠埃希菌、普通变形杆菌分别接种于葡萄糖发酵管、乳糖发酵管（图 1-18）中，经 37℃培养 18～24h。大肠埃希菌能分解葡萄糖、乳糖，并产酸产气。当发酵产酸时，培养基中的 pH 下降，使溴甲酚紫指示剂由紫色变黄色；当发酵产气时，则能使糖发酵管中倒扣的德汉氏小管中有气体出现。普通变形杆菌分解葡萄糖产酸并产气，但不能分解乳糖。通过观察培养基颜色的变化以及德汉氏小管中有无气体产生，即可判断细菌对不同糖类的利用能力。

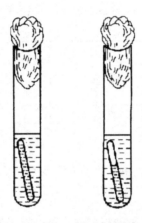

图 1-18 糖发酵管

【实验器材和试剂】

1. 器材

接种环、酒精灯。

2. 仪器

恒温培养箱。

3. 菌种

大肠杆菌、普通变形杆菌 18～24h 斜面菌种。

4. 培养基

葡萄糖发酵管、乳糖发酵管。

【实验操作】

1. 接种

取葡萄糖发酵管 3 支，2 支分别按液体接种法接种普通变形杆菌、大肠杆菌，另 1 支作空白对照管。另取乳糖发酵管 3 支，按以上方法接种。

2. 培养

将糖发酵管置于 37℃培养箱中培养 18～24h。

3. 观察结果

能分解葡萄糖、乳糖的细菌,若产酸,则使培养基 pH 下降到 7.0 以下,在溴甲酚紫指示剂存在时,培养基颜色由紫变黄,产酸者以"＋"表示;如果同时能产生气体,则培养基中倒置的德汉氏小管内有气体出现,此乃产酸又产气,以"⊕"表示;若不分解葡萄糖、乳糖,则指示剂不变色,用"－"表示。

【实验结果】

将糖发酵试验的结果记录于表 1-13 中。

表 1-13 糖发酵试验结果记录表

菌　名	葡萄糖发酵试验	乳糖发酵试验
普通变形杆菌		
大肠杆菌		

【注意事项】
1. 接种后,应轻缓摇动试管,使其均匀。
2. 操作时应防止气体进入倒置的小管中,以防造成产生气体的假象。

【思考题】
1. 液体接种时要注意什么?
2. 糖发酵试验在肠道细菌鉴定中有何重要作用?

实验 17　IMViC 试验和硫化氢试验

【实验目的】
1. 掌握细菌生理生化反应的概念。
2. 掌握常用的生理生化反应的原理和方法。
3. 了解 IMViC 试验在肠道细菌鉴定及诊断中的重要意义。

一、吲哚(indol)试验

【实验原理】

某些细菌具有色氨酸酶,能分解蛋白胨水培养基中的色氨酸,产生吲哚。吲哚能与吲哚试剂中的对二甲基氨基苯甲醛反应,形成红色化合物(玫瑰吲哚),即为阳性反应。

大肠杆菌吲哚试验为阳性;产气肠杆菌为阴性。

【实验器材和试剂】
1. 器材

接种环、酒精灯。

2. 仪器

恒温培养箱。

3．菌种

大肠杆菌、产气肠杆菌(Enterobacter aerogeues)18～24h琼脂斜面菌种。

4．培养基

蛋白胨水培养基。

5．试剂

吲哚试剂(对二甲基氨基苯甲醛)。

【实验操作】

1．分别将大肠杆菌、产气肠杆菌接种于两支装有蛋白胨水培养基的试管中,另取一管作空白对照管。

2．置于37℃培养箱中,培养48h。

3．于上述3支试管中加入3～4滴乙醚,摇动,静置,待乙醚上升后,沿试管壁各加吲哚试剂2滴,等待1～2min后,观察结果。在交界面出现玫瑰红环者,即为吲哚试验阳性;无红色环者即为阴性。

二、甲基红(methyl red)试验

【实验原理】

某些细菌如大肠杆菌,能分解葡萄糖产生丙酮酸,并进一步分解丙酮酸产生甲酸、乙酸、乳酸等。当细菌分解葡萄糖产酸时,会使培养基pH值降至4.5以下,加入甲基红指示剂,呈红色,此为阳性反应;若产酸量少或产生的酸被进一步转化为醇、醛、气体和水等,则培养基的酸碱度约在pH 6.2以上,加入甲基红指示剂,呈现黄色,此为阴性反应。

大肠杆菌甲基红试验为阳性;产气肠杆菌为阴性。

【实验器材和试剂】

1．器材

接种环、酒精灯。

2．仪器

恒温培养箱。

3．菌种

大肠杆菌、产气肠杆菌18～24h琼脂斜面菌种。

4．培养基

葡萄糖蛋白胨水培养基。

5．试剂

甲基红试剂。

【实验操作】

1．分别将大肠杆菌、产气肠杆菌接种于两支装有葡萄糖蛋白胨水培养基的试管中,另取一管作空白对照管。

2．置于37℃培养箱中,培养48h后取出。

3．分别向各试管中滴加甲基红试剂2～3滴,混匀,观察结果。培养液变为红色者为阳性,变为黄色者为阴性。

三、V-P(Voges-Prokauer)试验

【实验原理】

有些细菌如产气肠杆菌,能分解葡萄糖产生丙酮酸,将丙酮酸缩合脱羧,生成乙酰甲基甲醇,此化合物在碱性条件下被氧化,生成二乙酰,能与胍基质试剂中的胍基(肌酸含胍基)结合,生成红色化合物,则V-P试验呈阳性;不产生红色化合物者为阴性反应。

大肠杆菌V-P试验为阴性;产气肠杆菌为阳性。

【实验器材和试剂】

1. 器材

接种环、酒精灯。

2. 仪器

恒温培养箱。

3. 菌种

大肠杆菌、产气肠杆菌18~24h琼脂斜面菌种。

4. 培养基

葡萄糖蛋白胨水培养基。

5. 试剂

V-P试剂(40%氢氧化钾水溶液、5% α-萘酚乙醇溶液)。

【实验操作】

1. 分别接种大肠杆菌、产气肠杆菌于两支装有葡萄糖蛋白胨水培养基的试管中,另取一管作空白对照管。

2. 置于37℃培养箱中,培养48h后取出。

3. 分别向各试管中加入40% KOH溶液1ml和5% α-萘酚溶液1ml,用力摇匀,放入37℃培养箱中反应15~30min,以加快反应速度,静置。观察结果。培养液变为红色者为阳性;不变色者为阴性。

四、枸橼酸盐(citrate)试验

【实验原理】

枸橼酸盐试验用于检测细菌能否分解枸橼酸盐作为碳源。枸橼酸盐培养基中以枸橼酸钠作为唯一碳源,磷酸二氢铵作为唯一氮源。一般细菌能利用磷酸二氢铵作为氮源,但不一定能分解枸橼酸盐作为碳源。因此,可根据能否利用枸橼酸盐来鉴别细菌。产气肠杆菌可利用枸橼盐作为碳源而生长繁殖,形成菌苔,分解枸橼酸盐后生成碱性碳酸盐,使培养基pH上升到7.0以上,培养基中的指示剂溴麝香草酚蓝由绿色变成深蓝色,则表示枸橼酸盐利用试验呈阳性;而大肠杆菌不能分解枸橼酸盐,得不到碳源,不能生长,无菌苔形成,培养基颜色不发生变化,仍保持绿色,枸橼酸盐利用试验呈阴性。

产气肠杆菌枸橼酸盐试验为阳性;大肠杆菌为阴性。

【实验器材和试剂】

1. 器材

接种环、酒精灯。

2．仪器

恒温培养箱。

3．菌种

大肠杆菌、产气肠杆菌 18～24h 琼脂斜面培养物。

4．培养基

枸橼酸盐培养基(含溴麝香草酚蓝)。

【实验操作】

1．分别将大肠杆菌、产气肠杆菌接种于两支枸橼酸盐培养基斜面上,另取一斜面作空白对照。

2．置于37℃培养箱中,培养48h。

3．观察斜面上有无菌苔生成,以及斜面表面的颜色。斜面上有菌苔生成,且斜面表面变为深蓝色,则为阳性;斜面上无菌苔生成,且表面不变色,则为阴性。

以上四种试验统称为 IMViC 试验。

五、硫化氢(H_2S)试验

【实验原理】

某些细菌能分解培养基中的含硫氨基酸(如胱氨酸、半胱氨酸),生成硫化氢。硫化氢遇到培养基中的重金属铅盐(醋酸铅)或铁盐(硫酸亚铁),则形成黑褐色的硫化铅或硫化亚铁沉淀物,表示硫化氢试验为阳性。若无黑褐色的硫化铅或硫化亚铁沉淀物生成,则为阴性。培养基内含有还原剂硫代硫酸钠,使形成的硫化氢不再氧化。

大肠杆菌硫化氢试验为阴性;产气肠杆菌为阳性。

【实验器材和试剂】

1．器材

接种针、酒精灯。

2．仪器

恒温培养箱。

3．菌种

大肠杆菌、产气肠杆菌 18～24h 琼脂斜面培养物。

4．培养基

醋酸铅高层半固体培养基(含硫代硫酸钠)。

【实验操作】

1．用接种针分别以穿刺接种法将大肠杆菌、产气肠杆菌穿刺接种于两支醋酸铅高层培养基内。

2．置于37℃培养箱中,培养48～72h。

3．取出后对光观察结果。若沿穿刺线有黑褐色沉淀物,即表示该菌能产生硫化氢(H_2S),硫化氢试验为阳性;否则为阴性。

【实验结果】

将实验结果填入表 1-14 中。

表 1-14 IMViC 试验和硫化氢试验结果记录表

菌名	IMViC 试验				硫化氢试验
	吲哚试验	甲基红试验	V-P 试验	枸橼酸盐试验	
大肠杆菌					
产气肠杆菌					
对照					

（"＋"表示阳性反应；"－"表示阴性反应）

【注意事项】

1. 吲哚试验中，滴加乙醚后，摇动，静置，待乙醚上升后再加吲哚试剂，才能观察到乙醚与培养物之间的红色环。
2. 甲基红试验中，甲基红试剂不要加得太多，以免出现假阳性。

【思考题】

1. 请说明 IMViC 试验在肠道细菌检验中的重要意义。
2. 甲基红试验中，为什么大肠杆菌为阳性，而产气肠杆菌为阴性？甲基红试验与 V-P 试验的底物和产物有何异同？为什么会出现不同？
3. 硫化氢试验中醋酸铅的作用是什么？哪种化合物可用来代替醋酸铅？

实验 18　菌种保藏

【实验目的】

1. 学习微生物菌种保藏的基本原理。
2. 掌握几种常用的菌种保藏方法。

【实验原理】

菌种保藏就是采用各种适宜的方法妥善保存菌种。其目的是在较长时间内保持原有菌种的典型性状，使其不死亡、不变异、不污染、不衰退。这是一项非常重要的微生物学基础工作。

菌种保藏的基本原理是采用适宜的理化条件，如低温、干燥、缺乏营养或隔绝空气等，使微生物处于相对不活跃的代谢状态。菌种保藏的方法很多，其中斜面传代保藏法、液体石蜡保藏法、沙土管保藏法和冷冻干燥保藏法是常用的方法。

斜面传代保藏法方法简单易行，但保藏时间短，易受污染。液体石蜡保藏法是在琼脂斜面培养物上覆盖一层无菌的液体石蜡，既可防止培养基干燥，又造成了缺氧的条件，从而延长了保藏时间。沙土管保藏法采用了干燥和缺乏营养两个因素，同时又模拟了微生物在土壤中的自然生态条件，适宜保藏产孢子的微生物，保藏期可长达 2 年左右；其不足之处是不适合营养细胞的保藏。冷冻干燥保藏法将液体菌种在冻结状态下，通过真空干燥除去水分，并在真空状态下进行熔封，此方法几乎利用了有利于菌种保藏的一切因素，是目前最为有效的菌种保藏方法之一。

【实验器材和试剂】
1．器材

无菌试管、无菌移液管、无菌滴管、接种环、40目及100目筛子、安瓿管、酒精喷灯、三角瓶、无菌硅胶塞等。

2．仪器

冷冻真空干燥装置、干燥器、低温冰箱、恒温培养箱。

3．菌种

细菌、酵母菌、放线菌和霉菌斜面菌种。

4．培养基

牛肉膏蛋白胨培养基、麦芽汁培养基、高氏一号培养基、马铃薯蔗糖培养基。

5．材料

河沙、瘦黄土(有机物含量少的黄土)。

6．试剂

无菌水、液体石蜡、P_2O_5、脱脂牛奶、10% HCl、干冰、95%乙醇、食盐。

【实验操作】

1．斜面传代保藏法

(1) 贴标签

取各种无菌培养基斜面数支,贴上标签,注明菌种名称和接种日期。

(2) 斜面接种

将待保藏的菌种接种至相应的斜面上。细菌和酵母菌宜采用对数生长期的细胞进行接种,而放线菌和丝状真菌斜面宜采用成熟的孢子进行接种。

(3) 培养

将细菌斜面置于37℃恒温培养箱中培养24h,酵母菌斜面置于28~30℃培养箱中培养36~60h,放线菌和丝状真菌斜面置于28℃培养箱中培养3~6天。

(4) 保藏

将培养好的斜面菌种放入4℃冰箱中保藏。为防止棉塞受潮而长杂菌,试管口应换上无菌硅胶塞,并用牛皮纸包扎,亦可用融化的固体石蜡熔封硅胶塞。

斜面传代保藏法的保藏时间依微生物种类而不同。一般酵母菌、霉菌、放线菌及有芽孢的细菌保存2~6个月后应移种一次,不产芽孢的细菌最好每月移种一次。这种保藏方法简便易行;缺点是菌种污染杂菌的机会较多,且容易变异。

2．液体石蜡保藏法

(1) 液体石蜡灭菌

在250ml三角瓶中装入100ml液体石蜡,塞上棉塞,并用牛皮纸包扎。121℃湿热灭菌30min,再在110℃烘箱中放置1h,以去除石蜡中的水分,备用。

(2) 斜面接种与培养

方法同斜面传代保藏法。

(3) 加液体石蜡

用无菌滴管吸取上述灭菌后的液体石蜡,以无菌操作加到已培养好的菌种斜面上,加入的液体石蜡量以高出斜面顶部1cm为宜。

(4) 保藏

菌种斜面外包上牛皮纸，将试管斜面直立放置于4℃冰箱中保存。

(5) 恢复培养

菌种使用时，用接种环从液体石蜡下挑取少量菌种，在试管壁上轻靠几下，尽量使液体石蜡滴净，再接种于相应的新鲜培养基中进行培养。由于菌体表面沾有液体石蜡，微生物生长较慢，故一般需转接两次才能获得良好的菌种。

液体石蜡保藏法的保藏时间比斜面传代保藏法长。霉菌、放线菌及有芽孢的细菌可保藏2年左右，酵母菌可保藏1~2年，一般无芽孢细菌也可保藏1年左右。

3. 沙土管保藏法

(1) 沙土处理

① 沙的处理：取河沙适量，经40目过筛，去除大颗粒，加10% HCl 浸泡2~4h，HCl 用量以浸没沙面为宜，或煮沸30min，以去除有机杂质。倒去盐酸，用清水冲洗至中性，烘干或晒干，备用。

② 土的处理：取瘦黄土(有机物含量少的黄土)适量，加自来水浸泡洗涤数次，直至中性，然后烘干、粉碎，用100目过筛，去除粗颗粒，备用。

(2) 装沙土管

将沙与土按2∶1，3∶1或4∶1(m/m)的比例混合均匀，装入试管中(10mm×100mm)，装量约1g左右，加塞，外包牛皮纸，121℃湿热灭菌30min，烘干。

(3) 无菌实验

从10支灭菌后的沙土管中随机抽取1支，取少许沙土放入牛肉膏蛋白胨或麦芽汁培养液中，在最适温度下培养2~4天，确定沙土无菌后才可以使用。若发现有微生物生长，需重新灭菌后再做无菌实验，直至合格。

(4) 制备菌悬液

用无菌移液管吸取3ml无菌水至待保藏的菌种斜面上，用无菌接种环轻轻刮动菌体，制成菌悬液。

(5) 加菌液

用1ml无菌移液管吸取上述菌悬液0.1~0.5ml，加入无菌沙土管中，用接种环搅匀。加入菌液量以湿润沙土并达沙土高度的2/3为宜。

(6) 干燥

将含菌的沙土管放入干燥器中，干燥器内用培养皿盛 P_2O_5 作为干燥剂，可用真空泵连续抽气3~4h，以加速干燥。用手指轻轻拍动沙土管，若沙土呈分散状，即表明已经达到充分干燥。

(7) 保藏

干燥的沙土管可采用下列方法之一来保藏：

① 保存于干燥器中。

② 用石蜡封住试管塞后放入冰箱中保存。

③ 将沙土管从干燥器中取出，管口用火焰熔封后放入冰箱保存。

④ 将沙土管放入装有 $CaCl_2$ 等干燥剂的大试管中，塞上橡皮塞或软木塞，再用蜡封口，放入冰箱中或室温下保存。

(8) 恢复培养

使用时挑取少量混有孢子的沙土,接种于相应的斜面培养基或液体培养基内,培养后即可使用。原沙土管仍可继续保藏。

沙土管保藏法适用于保藏能产生芽孢的细菌及形成孢子的霉菌和放线菌,可保存 2 年左右,但不能用于保藏营养细胞。

4. 冷冻干燥保藏法

(1) 准备安瓿管

选用内径 50mm、长 15cm 的中性硬质玻璃试管,用 10% HCl 浸泡 8~10h,用自来水冲洗多次,再用去离子水冲洗一到两次,烘干。将印有菌种名称和接种日期的标签放入安瓿管内,有字的一面朝向管壁。管口加棉塞,121℃灭菌 30min。

(2) 制作脱脂牛奶

将脱脂奶粉配成 20% 的乳液,然后分装,112℃灭菌 25min,并做无菌试验,证明已灭菌彻底。

(3) 菌种培养

接种后,在最适温度下培养好无污染的纯菌种。一般细菌的培养时间为 24~48h,酵母菌 3 天,放线菌与丝状真菌 7~10 天。

(4) 制备菌悬液与分装

吸取 3ml 无菌脱脂牛奶,加入新鲜菌种斜面中,用接种环轻轻搅动菌苔,用手摇动试管,制成均匀的细胞或孢子悬液。用无菌长滴管将菌悬液分装于安瓿管底部,每管装 0.2ml。

(5) 预冻

将安瓿管外的棉花剪去,并将棉塞向里推至离管口约 15mm 处,再通过乳胶管把安瓿管连接到总管的侧管上,总管则通过厚壁橡皮管及三通短管与真空表、干燥瓶、真空泵相连接,并将所有安瓿管浸入装有干冰和 95% 乙醇的预冷槽中,此时槽内温度可达 -50~-40℃,只需冷冻 1h 左右即可将菌悬液冻结成固体。

(6) 真空冷冻干燥

完成预冻后,升高总管使安瓿管仅底部与冰面接触,此处温度约 -10℃,以保持安瓿管内的菌悬液仍呈固体状态。开启真空泵,应在 5~15min 内使真空度达 66.7Pa 以下,使被冻结的悬液开始升华。当真空度达到 26.7~13.3Pa 时,冻结样品逐渐被干燥成白色片状。此时使安瓿管脱离水浴,在室温(25~30℃)下继续干燥(管内温度不超过 30℃),升温可加速样品中残余水分的蒸发。总干燥时间应根据安瓿管的数量、菌悬液装量及保护剂性质来定,一般 3~4h 即可。

(7) 封口

样品干燥后继续抽真空达 13.3Pa 时,在安瓿管棉塞的稍下部位用酒精喷灯火焰灼烧,拉成细颈并熔封,然后置于 4℃ 冰箱内保藏。

(8) 恢复培养

菌种使用时,用 75% 乙醇消毒安瓿管外壁后,在火焰上烧热安瓿管上部,然后将无菌水滴在烧热处,使管壁出现裂缝,放置片刻。将裂口端敲断,这样可防止因突然开口而使空气进入管内,致使菌粉飞扬。将合适的培养基加入冻干样品中,使干菌粉充分溶解,再用无菌的长颈滴管吸取菌液至合适的培养基中,置于最适温度下进行培养。

冷冻干燥保藏法利用了多种有利于菌种保藏的因素,包括低温、干燥、缺氧等条件,是目前最为有效的菌种保藏方法之一。保藏时间可长达10年以上。

【实验结果】

将菌种保藏方法和结果记录于表1-15中。

表1-15 菌种保藏实验结果记录表

序号	接种日期	菌名	培养条件		保藏方法	生长情况
			培养基	培养温度/℃		

【注意事项】

1. 从液体石蜡保藏法的菌种管中恢复培养时,由于接种环上带有石蜡和菌,故接种环应先在火焰旁边烤掉石蜡后再灼烧接种环,以免造成菌液飞溅,引起污染。

2. 在冷冻干燥过程中安瓿管内样品应保持冻结状态,以防止抽真空时样品产生泡沫而外溢。

3. 熔封安瓿管时应注意火焰大小要适中,封口处灼烧要均匀。若火焰过大,封口处易弯斜,冷却后易出现裂缝而造成漏气。

【思考题】

1. 斜面传代保藏法有何优缺点?
2. 液体石蜡保藏法最适合于保藏哪些微生物?
3. 真空冷冻干燥装置由哪些部件组成?各起什么作用?

第二章 微生物学综合性实验

实验 19 细菌生长曲线的测定

【实验目的】
1. 掌握用恒温摇床对细菌进行液体振荡培养。
2. 学习用比浊法测定大肠杆菌的生长量。
3. 学会绘制细菌的生长曲线。

【实验原理】
将一定数量的细菌接种到适宜的液体培养基中,在最适温度下进行振荡培养或通气搅拌培养,定时取样,用比浊法测定细菌的生长量。以培养时间为横坐标,细菌数的对数值(或菌悬液的吸光度值)为纵坐标,所绘制的曲线称为细菌的生长曲线。生长曲线可分为延滞期、对数期、稳定期和衰亡期四个时期。本实验用分光光度计测定不同培养时间下细菌悬液的吸光度值(OD 值)来表示细菌的相对生长量,并绘制生长曲线。

【实验器材和试剂】
1. 器材
大试管、无菌移液管等。
2. 仪器
恒温摇床、分光光度计、冰箱。
3. 菌种
大肠杆菌斜面菌种。
4. 培养基
牛肉膏蛋白胨液体培养基(装于 16 支试管中,每支装 5ml)。

【实验操作】
1. 接种与培养
(1)将大肠杆菌接种到 2 支牛肉膏蛋白胨液体培养基试管中,置于 37℃恒温摇床上,进行振荡培养,37℃培养 16h 后备用。
(2)取 14 支牛肉膏蛋白胨液体培养基试管(每支装 5ml),并编号。其中 1 支为空白对照,另 13 支分别标明培养时间,即 0、1、2、3、4、6、8、10、12、14、16、18、20h。
(3)用 1ml 无菌移液管,以无菌操作在标明培养时间的上述 13 支液体培养基试管中各接入大肠杆菌菌种液 0.1ml,轻轻摇匀。将空白对照和 0h 的 2 支液体培养基试管取出,放入冰箱中储存。
(4)立即将其余已接种的 12 支液体培养基试管置于 37℃恒温摇床中,进行振荡培养

(180～200r/min)。分别于接种后 1、2、3、4、6、8、10、12、14、16、18、20h 将标有相应培养时间的那支试管取出,立即放入冰箱储存。最后同时测定各管菌悬液的 OD 值。

2．测 OD 值

(1) 开启分光光度计,预热 20min,调整波长为 600nm,调节仪器"0"位和透光率为 100%,反复调整数次,待稳定后开始测定。

(2) 用 1cm 比色杯,加入未接种的空白对照管样品,调整仪器"0"位。

(3) 将其余 13 支试管按时间编号顺序依次从冰箱中取出,摇匀后用 1cm 比色杯测定菌悬液的 OD 值。如果细菌悬液太浓,应做适当稀释,使稀释液的 OD 值在 0.1～0.65 之间。

3．绘制生长曲线

以培养时间为横坐标,细菌悬液在 600nm 处的 OD 值为纵坐标,绘制出大肠杆菌的生长曲线。

【实验结果】

1．将不同培养时间下各试管所测得的 OD 值记录于表 1-16 中。

表 1-16　大肠杆菌的生长曲线测定实验结果记录表

培养时间/h	0	1	2	3	4	6	8	10	12	14	16	18	20
OD_{600}													

2．以培养时间为横坐标,细菌悬液的 OD_{600nm} 值为纵坐标,绘制大肠杆菌的生长曲线,并在生长曲线上标出四个时期。

【注意事项】

1．棉塞松紧要合适,在摇床振荡培养前应当用三角形纱布将棉塞固定,以防松动。

2．选择适当的摇床振动频率,运转平稳,培养液不能溅污棉塞。

3．各试管要一致,所装培养基的量和接种量也都要准确一致。

4．比色杯应一致。比浊前,培养液要摇匀。

5．测定菌悬液的 OD 值时,菌悬液浓度应从稀到浓测定。

【思考题】

1．测定细菌生长曲线时,液体振荡培养除用试管外,还可在哪些玻璃器皿中进行?

2．测定和绘制细菌的生长曲线对科学研究和发酵生产有何指导意义?

实验 20　酒药中糖化菌的分离和甜酒酿的制作

【实验目的】

1．了解淀粉在糖化菌和酵母菌的作用下酿制甜酒酿的过程。

2．巩固微生物分离纯化的基本方法和无菌操作技术。

【实验原理】

甜酒酿的制作是一个微生物的发酵过程。甜酒药中含有糖化菌和酵母菌。糖化菌,如根霉(*Rhizopus*)、毛霉(*Mucor*),在一定条件下能将淀粉水解成葡萄糖,然后酵母菌利用葡萄糖在厌氧条件下进行发酵生成乙醇。甜酒酿就是在糖化菌和酵母菌的共同作用下酿制而成的食品。

甜酒酿的酿制原理如下：

$$\text{米饭淀粉} \xrightarrow[\text{好氧条件下}]{\text{糖化菌}} \text{葡萄糖} \xrightarrow[\text{厌氧条件下}]{\text{酵母菌}} \text{乙醇}$$

甜酒药是根霉、毛霉和酵母菌等微生物的混合糖化发酵剂。

【实验器材和试剂】

1. 器材

载玻片、盖玻片、接种环、解剖针、酒精灯、镊子、无菌培养皿、带盖搪瓷杯、高压锅、淘米箩、脸盆、防水纸、绳子等。

2. 仪器

光学显微镜、恒温培养箱。

3. 材料

新鲜的甜酒药、糯米、凉开水。

4. 试剂

乳酸石炭酸棉蓝染液、5000U/ml 链霉素溶液。

5. 培养基

马铃薯蔗糖琼脂培养基。

【实验操作】

1. 甜酒药中糖化菌的分离

(1) 以平板划线法分离甜酒药中的糖化菌

① 每组取无菌培养皿若干套，在培养皿底部注明记号。在培养皿中先加入 2 滴 5000U/ml 的链霉素溶液，再倒入融化并冷却至 60℃ 的马铃薯蔗糖琼脂培养基，每皿倒 20ml 左右，轻轻转动培养皿，使链霉素与培养基充分混匀，制成平板。

② 待平板凝固后，用接种环取碾碎的甜酒药粉末 1 环，在平板上进行划线操作，具体方法参见实验 14。盖上皿盖，放置于 28～30℃ 的恒温培养箱中，培养 4～6 天。

③ 观察平板上菌落的形态，初步识别出根霉或毛霉的菌落，用接种环将这些单菌落的孢子或菌丝体挑取至新鲜的马铃薯蔗糖琼脂平板上，再进行划线培养，直至获得纯培养，即平板上只有一种霉菌的菌落或菌苔。

(2) 观察分离出的糖化菌的形态

① 打开长有经初步判断为根霉或毛霉纯培养物的培养皿皿盖，用低倍镜直接观察分离菌各部分的形态结构，如根霉的孢囊梗、孢子囊、假根、匍匐菌丝，毛霉的菌丝体、孢子囊等。

② 取一干净的载玻片，加一滴乳酸石炭酸棉蓝染液，然后用解剖针挑取少量带有孢子囊的菌丝体放在染液中，轻轻地将菌丝分散，盖上盖玻片，在盖玻片上轻轻压一下，注意避免产生气泡。

③ 先在低倍镜下观察菌丝有无隔膜，孢子囊的形态、大小、着生方式等，然后换成高倍镜观察。绘制分离菌的形态图，并注明各部位名称。根据菌落和菌体的形态特征，判断出该分离菌是何种真菌。

2. 甜酒酿的制作

(1) 浸米与洗米

将糯米在水中浸泡 12～24h，用自来水冲洗干净。浸米的目的是使糯米中的淀粉粒子充分吸水膨胀,便于蒸煮糊化。

(2) 隔水蒸煮

将洗净沥干的米在高压锅中(0.1MPa)隔水蒸煮 10~20min;如在常压下蒸煮,则需蒸 30~40min。要求达到熟而不糊,外硬内软,疏松易散,透而不烂,均匀一致。

(3) 淋饭降温

用冷开水淋洗蒸煮好的糯米饭,降温至微生物生长繁殖的最适温度。淋饭的作用是增加米饭的含水量,并使熟饭表面光滑,易于拌入酒药,有利于糖化菌的繁殖。

(4) 拌酒药与搭窝

将冷却至35℃左右的米饭,按量拌入酒药,装入搪瓷杯内,并在杯中搭成喇叭形的凹窝,上面再洒上一些酒药。用薄膜食品袋套住搪瓷杯密封,薄膜袋内应留有一定量的空气。

(5) 保温保湿培养

在25℃下培养36~40h,即可食用。

【实验结果】

1. 绘制分离菌的显微形态图,并注明各部位名称。根据菌落和菌体的形态特征,判断出该分离菌是何种真菌。

2. 相互品尝制作的甜酒酿,并加以评价。

【注意事项】

1. 浸米要充分,以保证糯米充分吸水膨胀。

2. 蒸煮好的糯米饭需经淋饭冷却至发酵温度后再拌入酒药,以使发酵在适宜的温度下进行。

【思考题】

1. 在甜酒酿的制作中有哪两类微生物参与发酵?它们各起什么作用?

2. 请总结一下成功制作甜酒酿的关键步骤有哪些。

实验 21 抗生素抗菌谱的测定

【实验目的】

1. 学习测定抗生素抗菌谱的方法。

2. 了解常见抗生素的抗菌谱。

【实验原理】

抗生素抗菌谱的测定是指在体外测定该抗生素的抑菌或杀菌能力。通常采用敏感试验(AST)的方法来测定抗生素的抗菌谱,主要有扩散法和稀释法两种。本实验采用滤纸片扩散法测定抗生素的抗菌谱。其原理是将含有一定量抗生素的滤纸片平贴在已经接种了待测细菌的琼脂培养基上,滤纸片中的抗生素能溶解到琼脂培养基内,并向四周扩散,当药物浓度高于该药对细菌的最低抑菌浓度时,被测细菌的生长就会受到抑制,在滤纸片的周围就能形成透明的抑菌圈。

【实验器材和试剂】

1. 器材

镊子、圆滤纸片(直径为 0.6cm)或牛津杯、无菌培养皿、0.45μm 孔径的滤膜。

2. 仪器

恒温培养箱、微孔滤膜过滤器。

3. 菌种

金黄色葡萄球菌(*Staphylococcus aureus*)、大肠杆菌斜面菌种。

4. 培养基

牛肉膏蛋白胨琼脂培养基。

5. 材料

氨苄青霉素、氯霉素、卡那霉素、链霉素和四环素。

6. 试剂

无菌生理盐水。

【实验操作】

1. 供试菌菌悬液的制备

将金黄色葡萄球菌(代表革兰氏阳性菌)和大肠杆菌(代表革兰氏阴性菌)接种在牛肉膏蛋白胨琼脂斜面上,置于37℃下培养18~24h,取出后加入5ml无菌生理盐水,洗下菌苔,混匀,配制成菌悬液备用。

2. 抗生素溶液的配制

将抗生素分别配制成以下浓度:氨苄青霉素100μg/ml(溶于水),氯霉素200μg/ml(溶于乙醇),卡那霉素100μg/ml(溶于水),链霉素100μg/ml(溶于水),四环素100μg/ml(溶于乙醇)。配制好的溶液经0.45μm的滤膜过滤除菌后备用。

3. 抗生素抗菌谱的测定

(1) 待测菌平板的制备

分别吸取供试菌菌悬液0.5ml,加在牛肉膏蛋白胨琼脂平板上,涂布均匀(每位学生两块平板,分别涂布大肠杆菌、金黄色葡萄球菌)。待平板表面液体渗干后,在皿底用记号笔将平皿分成六等份,每一等分标明一种抗生素,另设一无菌水作对照。用滤纸片法或杯碟法测定抗生素的抗菌谱。

(2) 抗生素滤纸片的制备

用无菌镊子将无菌滤纸片浸入上述抗生素溶液中,取出,以无菌操作将纸片放置于对应的供试菌平板的区域内(图1-19)。将培养基平板置于37℃培养箱中,培养18~24h。也可用杯碟法取代滤纸法进行实验,即将牛津杯置于供试菌的平板上,加入一定量的抗生素溶液。

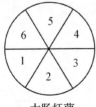 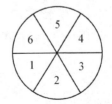

a. 大肠杆菌 　　　　　　　　b. 金黄色葡萄球菌

图1-19 抗生素抗菌谱的测定示意图

1-氨苄青霉素;2-氯霉素;3-卡那霉素;4-链霉素;5-四环素;6-无菌水

(3) 抑菌圈直径的测定

用抑菌圈直径的大小来表示抗生素的抗菌谱。

【实验结果】

1. 将抗生素的抗菌谱的测定结果填入表 1-17 中。

表 1-17 各种抗生素抗菌效果记录表

抗生素名称	抗菌谱(抑菌圈直径/mm)		作用机制
	金黄色葡萄球菌	大肠杆菌	
氨苄青霉素			
氯霉素			
卡那霉素			
链霉素			
四环素			
对照(无菌水)			

2. 根据以上实验结果说明各种供试抗生素的抗菌谱。

【注意事项】

1. 供试菌菌悬液涂布于平板后,需待菌液稍干后再加入滤纸片或牛津杯。
2. 制备好的抗生素溶液需经过滤除菌后才能使用。
3. 分别测量各种抗生素纸片的抑菌圈的直径(以 mm 表示)。同一浓度的某种抗生素对不同微生物形成的抑菌圈直径的差异,显示这种抗生素对不同微生物的抑制作用的强弱程度。不同抗生素对同一种微生物形成的抑菌圈大小的差异却没有直接的可比性,即不能简单地通过抑菌圈直径的大小来判断不同种类的抗生素对同一种微生物抑制作用的强弱,因为不同抗生素的浓度可能是不同的。

【思考题】

1. 抗生素对微生物的作用机制有几种?举例说明之。
2. 如供试菌为酵母菌、放线菌或霉菌,应如何测定抗生素的抗菌谱?

附 抗生素滤纸片的制备方法

1. 取直径 0.6cm 的圆形滤纸片,每 100 片置于一平皿中,121℃灭菌 20min,再置于烘箱中(60~100℃)烘干备用。
2. 取一定浓度的不同抗生素(表 1-18)分别注入装有无菌滤纸片的平皿内,每 100 片加入 1ml 抗生素,浸泡 0.5h 后,再置于 37℃恒温培养箱中干燥 2~3h。干燥后保存于冰箱中备用。有效期约一年。

表 1-18 常用几种抗生素的浓度和标记

抗生素名称	浓度/(μg/ml)	标记字样(符号)
氨苄青霉素	100	青(P)
链霉素	100	链(S)
氯霉素	200	氯(E)
卡那霉素	100	卡(K)
四环素	100	四(G)

实验 22　噬菌体的培养及效价测定

【实验目的】
1. 了解噬菌体专性寄生的特性。
2. 掌握噬菌体的培养及效价测定的方法。
3. 观察噬菌斑的形态和大小。

【实验原理】
噬菌体是细菌和其他微生物的病毒,具有专性寄生的特点,即其寄生性具有宿主特异性。烈性噬菌体的感染可引起细菌的裂解,如果在微生物发酵过程中发生烈性噬菌体感染,可使发酵失败,造成很大的经济损失。如果在实验时感染噬菌体,则可使研究失败。

通常利用噬菌体的敏感菌株来培养噬菌体,利用噬菌体对其宿主的裂解,可在含有敏感菌株的平板上出现肉眼可见的噬菌斑。

噬菌体的效价是指 1ml 培养液中含有活的噬菌体的数目。一般一个噬菌体形成一个噬菌斑,故可根据一定体积的噬菌体培养液所出现的噬菌斑的数量计算出噬菌体的效价。

【实验器材和试剂】
1. 器材
无菌试管、无菌培养皿、无菌移液管等。
2. 仪器
恒温培养箱。
3. 菌种
大肠杆菌 B 株、T_4 噬菌体。
4. 培养基
牛肉膏蛋白胨琼脂培养基。
5. 试剂
无菌生理盐水。

【实验操作】
1. 培养基的制备
(1) 底层培养基
采用牛肉膏蛋白胨琼脂培养基。
(2) 上层培养基
成分与底层培养基相同,但琼脂用量为 0.8%～1.0%。
(3) 蛋白胨水培养基(稀释噬菌体用)
制备方法如下:

蛋白胨	10g
蒸馏水	1000ml
pH	7.2

分装于多支小试管中,每管装 4.5ml,121℃灭菌 20min,备用。

2. 噬菌体效价的测定

（1）制备大肠杆菌 B 株菌悬液

① 将大肠杆菌 B 株接种于牛肉膏蛋白胨培养基斜面上，37℃培养 24h 左右。

② 在培养好的大肠杆菌 B 株斜面上，加入 3.5～4ml 的生理盐水，用接种环刮下菌苔，混匀，制成菌悬液，并将菌悬液移入另一支无菌空试管中。

（2）制备底层培养基平板

倾倒底层培养基于无菌培养皿中，平放，冷凝成平板。

（3）稀释噬菌体

吸取 0.5ml T_4 噬菌体液于第一支 4.5ml 蛋白胨水培养基中，混匀，即稀释成 10^{-1}。依次稀释到一定的稀释度（稀释度根据噬菌体的浓度而定）。

（4）T_4 噬菌体与大肠杆菌 B 株菌悬液混合

吸取最后 3 个稀释度的 T_4 噬菌体稀释液各 0.1ml，分别加在 3 块已经准备好的底层培养基平板上，滴入 0.2ml 大肠杆菌 B 株菌悬液（每个噬菌体稀释度可做 3 个平行试验）。然后倾入已融化并保温约 45～50℃ 的上层培养基 4.5～5.0ml，混匀，平放冷凝，置于 37℃ 培养箱中，培养 6h。

（5）观察噬菌斑

记录平板上出现的噬菌斑数。

【实验结果】

1. 将各平板上出现的噬菌斑数记录在表 1-19 中。

表 1-19 噬菌体效价测定结果记录表

噬菌体稀释度	10^{-4}	10^{-5}	10^{-6}	对照
平板上噬菌斑数目（3 块平板上的平均数）				

2. 用以下公式计算噬菌体效价。

1ml 培养液中的活噬菌体数＝（平均噬菌斑数÷噬菌体稀释度）×10

【注意事项】

1. 噬菌体和敏感细菌混合后保温时间不宜太长，否则个别细菌会发生裂解，释放出子代噬菌体，会引起效价测定的误差。

2. 要等上层半固体培养基完全凝固后才可将平皿倒置培养。

【思考题】

1. 能否将噬菌体直接接种于培养基上进行培养？
2. T_4 噬菌体能否用枯草杆菌或大肠杆菌的其他菌株来培养？
3. 测定噬菌体效价的原理是什么？要提高测定的准确性在操作中应注意什么？

实验 23　蛋白酶产生菌的分离纯化和蛋白酶活性的测定

【实验目的】

1. 分离并获得能产蛋白酶的细菌菌株。

2. 学习测定蛋白酶活性的方法。

【实验原理】

蛋白酶能将蛋白质和多肽水解成氨基酸,蛋白酶作用于蛋白质分子内部的肽键,使之水解成短肽。土壤中的许多微生物可以产生蛋白酶,因而具有较强的分解蛋白质的能力,它们在土壤有机含氮化合物的分解与转化、推动氮素的生物地球化学循环方面发挥着重要的作用。此外,蛋白酶在洗涤剂、营养保健品、氨基酸生产等各方面都有较大的经济价值。

分离产蛋白酶的微生物的培养基中必须含有明胶、酪素和肽类等作为检测物。平板上菌落周围溶物圈的大小,可表示该菌产蛋白酶活力的大小。

常用一定时间酶促反应后基质物理性质的改变或释放的游离氨基酸的数量来表示蛋白酶的活性。蛋白酶有酸性、中性和碱性三大类,酶促反应中可采用不同的pH缓冲体系,分别测定各类蛋白酶的活性。

【实验器材和试剂】

1. 器材

容量瓶、无菌试管、无菌移液管、漏斗、无菌玻璃涂棒等。

2. 仪器

恒温培养箱、分光光度计、恒温水浴锅。

3. 培养基

蛋白酶产生菌分离培养基。

4. 试剂

(1) 1%白明胶溶液:1g白明胶,用磷酸盐缓冲液(pH 7.4)稀释至100ml。

(2) 0.05mol/L硫酸:将1ml浓硫酸(相对密度1.84)稀释至360ml。

(3) 20%硫酸钠溶液:20g硫酸钠,用蒸馏水稀释至100ml。

(4) 2%茚三酮溶液:称取2g茚三酮溶于100ml丙酮中为原液。使用时将95ml原液与1ml乙酸和4ml蒸馏水混合,制成工作液(该工作液不稳定,应现用现配)。

(5) 甘氨酸标准溶液:100mg甘氨酸,用蒸馏水稀释至1L(每毫升含甘氨酸100μg)。

(6) 其他:无菌生理盐水、甲苯。

【实验操作】

1. 蛋白酶产生菌的分离纯化

(1) 土壤稀释液的制备:具体方法参见实验14。

(2) 吸取0.1ml 10^{-4}、10^{-5}、10^{-6} 稀释度的土壤稀释液,置于分离培养基表面,涂布均匀后,置于37℃培养箱中,培养24h。

(3) 观察培养基平板,挑选平板上菌落周围溶物圈大而明显的菌落,接种于分离平板上,进行纯化,直至获得纯的蛋白酶产生菌。显微镜下观察该菌的形态特征。

2. 甘氨酸标准曲线的制作

(1) 分别吸取0、0.1、0.2、0.5、1.2和5ml甘氨酸标准溶液于6支试管中,加蒸馏水至5ml。各加入1ml 2%茚三酮溶液,摇匀,在100℃水浴中保温10min。将显色溶液分别转入50ml容量瓶中,稀释至刻度。

(2) 在分光光度计上,用1cm比色杯在560nm波长处以不含甘氨酸的溶液作为空白对照,比色测定各管不同浓度的甘氨酸溶液的吸光度。

(3) 以甘氨酸溶液的浓度为横坐标,吸光度为纵坐标,绘制甘氨酸的标准曲线。

3. 培养液中的蛋白酶活性的测定

(1) 取三支试管,在其中两支试管中分别加入 2ml 培养液,再加入 0.5ml 甲苯,摇匀后放置 15min,再向其中一支加入 10ml 1％白明胶溶液,另一支加入 10ml 蒸馏水代替白明胶溶液作为无基质对照。第三支试管中仅加原培养基作为对照。重复实验三次。

(2) 将试管塞紧,小心摇匀。置于30℃恒温培养箱中,培养 24h。

(3) 将上述 2 支试管中的培养液用滤纸过滤,吸取 5ml 滤液于第 3 支试管中,加 0.5ml 0.05mol/L硫酸和 3ml 20％硫酸钠沉淀蛋白质,再次过滤。

(4) 在上述滤液中加入 1ml 茚三酮溶液,摇匀,在 100℃ 水浴中保温 10min。将显色液转入 50ml 容量瓶中,稀释至刻度。

(5) 按照测定甘氨酸标准曲线的方法比色测定各样品的吸光度。根据所测得的吸光度,在甘氨酸标准曲线上查出相应的甘氨酸浓度。

注意:培养液在测定过程中被稀释了 10 倍,比色测定的样品体积是 5ml,由各样品的甘氨酸浓度可以得出各培养液中所产生的甘氨酸的量。

(6) 本实验中,培养液中蛋白酶的活性是用 2ml 培养液 24h 酶促反应消耗白明胶所生成甘氨酸的量来表示的,所以该培养液的酶活性应该是 2ml 培养液基质所产生的甘氨酸与无培养液对照(基质纯度和自身分解)和无基质对照(培养液与非基质物质反应)所产生甘氨酸的数量之差。

培养液中蛋白酶的活性值以 24h 后 1ml 培养液中酶促反应生成的甘氨酸的克数表示。

【实验结果】
1. 在显微镜下观察分离到的蛋白酶产生菌的形态,并绘图。
2. 计算培养液中蛋白酶的活性。

【注意事项】
1. 自然界中能够产蛋白酶的菌株很多,但要分离到高产蛋白酶的菌株是比较困难的,必须做大量细致、重复的筛选工作。
2. 经筛选得到的蛋白酶产生菌在应用于生产前还应做摇瓶发酵试验,优化工艺生产条件,以进一步提高生产能力。

【思考题】
1. 土壤中微生物产生的蛋白酶有何重要作用?
2. 蛋白酶在日常生活中有哪些经济价值?
3. 蛋白酶测定中应注意哪些问题?
4. 简述从土壤中分离纯化蛋白酶产生菌的原理。

实验24 微生物的诱变育种

【实验目的】
1. 学习微生物诱变育种的原理和基本操作方法。
2. 学习通过紫外诱变获得高产淀粉酶的枯草芽孢杆菌菌株。

【实验原理】
　　基因突变分为自发突变和诱发突变。自发突变发生的频率很低,约为 $10^{-9} \sim 10^{-6}$。利用物理因素、化学因素、生物因素进行诱变,可显著提高基因发生突变的频率。
　　紫外线(UV)是一种最常用的物理诱变因素。紫外线辐射能引起 DNA 链相邻嘧啶间形成嘧啶二聚体,阻碍碱基之间的正常配对,从而引起突变。紫外线辐射引起的 DNA 损伤可由光复活酶进行修复。因此,为避免光复活作用的发生,用紫外线照射处理及后续的操作都应在红光下进行,并且照射后的微生物应当在暗处进行培养。
　　诱变育种采用诱变剂处理微生物的菌体或孢子,使其细胞内的 DNA 发生改变,以提高突变频率和扩大遗传变异的幅度,从中筛选出所需要的突变菌株。例如,可将经紫外线照射过的细菌菌悬液涂布接种在淀粉培养基上,经培养后,向平板上滴加碘液数滴,以菌落周围呈现的透明圈直径的大小来指示诱变效应的强弱。透明圈越大,说明淀粉酶活力越强,从而筛选出比出发菌株淀粉酶活力高的菌株。

【实验器材和试剂】
1. 器材
玻璃珠、无菌移液管、无菌玻璃涂棒、无菌搅拌棒、无菌培养皿、血细胞计数板。
2. 仪器
恒温培养箱、紫外灯(30W)、磁力搅拌器、漩涡混合器。
3. 菌种
枯草芽孢杆菌 BF7658 斜面菌种。
4. 培养基
淀粉培养基。
5. 试剂
无菌生理盐水、碘液。

【实验操作】
1. 菌悬液的制备
(1) 取培养 48h 的生长良好的枯草芽孢杆菌 BF7658 斜面菌种 4 支,用无菌生理盐水洗下菌苔,合并倒入 1 支大试管中。将试管在漩涡混合器上振荡 1min,打散菌团。
(2) 将上述菌液 3000r/min 离心 10min,弃上清,菌体用无菌生理盐水洗两三次,制成菌悬液。
(3) 在显微镜下,用血细胞计数板进行计数,调节菌体浓度为 $10^6 \sim 10^8$ 个/ml,冷冻保藏备用。

2. 紫外线诱变处理
(1) 打开紫外灯,预热 20min。
(2) 取 5ml 菌悬液放在无菌培养皿中,放入一无菌搅拌棒。同样的平皿做 3 份。
(3) 逐一操作,将培养皿平放在离紫外灯 30cm(垂直距离)处的磁力搅拌器上,照射 1min 后打开培养皿盖,开始照射并计时。在照射处理开始的同时打开磁力搅拌器进行搅拌,照射时间分别为 30s、1min 及 3min。计时结束,盖上皿盖,关闭紫外灯。

3. 稀释
照射后,在红灯下用 10 倍稀释法将菌悬液稀释至 10^{-6}。

4. 涂布

从 10^{-5} 和 10^{-6} 稀释液中各取出 0.1ml 菌液,加到淀粉培养基平板上(每个稀释度均做 3 个重复),涂布均匀,静置,待菌液渗入培养基后,用黑色纸将培养皿包好,倒置于 37℃ 恒温培养箱中,培养 48h。按同样操作,取未经紫外线诱变的菌液做稀释、涂布,以作对照。

5. 计数

对培养后的诱变平板和对照平板进行菌落计数,计算平板上的活菌数(CFU 数)。

6. 优良菌株的筛选

(1) 初筛

选择平板上活菌数(CFU 数)在 5~6 个的处理后的涂布平板,观察紫外线诱变的效应。向平板上滴加碘液数滴,菌落周围有透明圈出现。测量透明圈直径和菌落直径,并计算两者的比值(HC 比值)。与对照平板进行比较,说明诱变效应。将 HC 比值大的菌落接种到斜面上,经培养后,保存备用。

(2) 复筛

可采用摇瓶复筛等比较精确的筛选方法进行复筛。然后对培养液中淀粉酶的浓度进行测定。

【实验结果】

通过实验可获得淀粉酶活力较高的枯草芽孢杆菌突变菌株。要取得理想的实验结果,一方面应选择合适的诱变剂量,一般采用致死率为 70%~75%,甚至更低的剂量。另一方面采用合适的筛选方案,初筛可在平板上通过观察突变菌株的生理效应(如变色圈、透明圈、生长圈等)进行初步测定;复筛一般采用比较精确的测定方法,如摇瓶复筛,然后对培养液中产物浓度进行测定。

试列表(表 1-20、表 1-21)说明高产淀粉酶菌株的筛选结果。

$$存活率 = \frac{处理后每毫升 CFU 数}{对照组每毫升 CFU 数} \times 100\%$$

$$死亡率 = \frac{对照组每毫升 CFU 数 - 处理后每毫升 CFU 数}{对照组每毫升 CFU 数} \times 100\%$$

表 1-20 紫外诱变结果——平板活菌数(平均 CFU 数)记录表

平均 CFU 数/皿 \ 稀释倍数 \ 照射时间	10^{-5}	10^{-6}	存活率/%	死亡率/%
对照皿				
照射 30s				
照射 1min				
照射 3min				

表 1-21 紫外诱变效应——HC 比值记录表

HC 比值 \ 典型菌落	1	2	3	4	5	6	…
诱变后 HC 比值							
对照皿 HC 比值							

【注意事项】
1. 紫外线照射时应注意保护眼睛,要戴玻璃眼罩。
2. 诱变过程及诱变后的稀释、涂布等操作均在红灯下进行,并在黑暗中培养。
3. 照射计时从打开培养皿盖开始,到加盖为止。

【思考题】
1. 试述紫外线诱变的作用机制及在其具体操作中应注意的问题。
2. 在诱变前对菌悬液做何处理,才能提高诱变效果?

实验 25 水中大肠菌群的检测

【实验目的】
1. 了解以大肠菌群数量作为饮用水指标的意义。
2. 掌握检测水中大肠菌群数量的原理和方法。

【实验原理】
　　检测水中的细菌数量是评价水质的重要指标之一。通常通过对水中细菌总数及大肠菌群数量的测定,来判断饮用水是否符合卫生标准,或某水体能否作为饮用水的水源。
　　水中大肠菌群数量是饮用水的指标之一。大肠菌群系一群需氧或兼性厌氧的、在37℃下培养24～48h能发酵乳糖并产酸产气的革兰氏阴性无芽孢杆菌。它们普遍存在于肠道中,且具有数量多、与多数肠道病原菌存活期相近、易于培养和观察的特点。大肠菌群(Coliforms)以大肠埃希氏菌属(*Escherchia*)为主,还包括肠杆菌科的柠檬酸菌属(*Citrobacter*)、肠杆菌属(*Enterobacter*)和克雷伯氏菌属(*Klebsiella*)。这些细菌基本包括了正常人粪便内的全部需氧的革兰氏阴性杆菌,所以可根据水中大肠菌群的数量来判断此水体是否受到粪便的污染,从而间接推测水体受肠道病原菌污染的可能性。我国规定:每升自来水中的大肠菌群数不能超过三个。
　　大肠菌群的检测方法有多管发酵法和滤膜法两种。本实验采用多管发酵法来检测水中的大肠菌群数。多管发酵法是将一定量的水样接种于乳糖发酵管中,培养后根据大肠菌群阳性管的数量,按检索表确定大肠菌群的近似值。

【实验器材和试剂】
1. 器材
装 9ml 无菌水的试管、无菌空瓶、无菌培养皿、无菌移液管、无菌试管、接种环、酒精灯、载玻片、擦镜纸、吸水纸等。
2. 仪器
光学显微镜、恒温培养箱。
3. 培养基
牛肉膏蛋白胨琼脂培养基、乳糖蛋白胨发酵管、三倍浓度浓缩乳糖蛋白胨发酵管、伊红美蓝琼脂培养基。
4. 试剂
革兰氏染液。

【实验操作】

1. 采集水样

（1）自来水水样的采集

从学校生活区取样。先将自来水龙头用火焰灭菌 3min，再打开水龙头使水流动 5min 后，用无菌空瓶接取水样，迅速送实验室进行检测。

（2）池水、湖水或河水水样的采集

以无菌空瓶取距水面 10~15cm 深层处的水样。先将无菌空瓶浸入水中，然后去盖灌水，装满后，将瓶口盖好，再从水中取出，迅速送实验室进行检测，否则水样须放入冰箱中保存。

2. 用多管发酵法检测自来水水样中的大肠菌群数

（1）初发酵试验

在 2 只装有 50ml 三倍浓度浓缩乳糖蛋白胨液的三角瓶中各加入 100ml 水样；在 10 支装有 5ml 三倍浓度浓缩乳糖蛋白胨液的发酵管中，各加入 10ml 水样。混匀后，37℃培养 24h。

（2）平板分离

经 24h 培养后，将产酸（发酵液变黄）产气（倒置小管顶部有空气）及只产酸的发酵管分别划线接种于伊红美蓝琼脂平板上，于 37℃培养 18~24h，将符合下列特征的菌落的一部分进行涂片、革兰氏染色、镜检。

① 深紫黑色，带有金属光泽的菌落。

② 紫黑色，不带或略带金属光泽的菌落。

③ 淡紫红色，中心颜色较深的菌落。

（3）复发酵试验

上述菌落经涂片、染色、镜检为革兰氏阴性无芽孢杆菌时，则挑取该菌落的另一部分，再接种于普通浓度的乳糖蛋白胨发酵管中。每管可接种来自同一发酵管的同类型菌落 1~3 个，37℃培养 24h。培养后若产酸产气，即证实有大肠菌群存在。再根据发酵试验的阳性管数查表 1-22，即得该水样的大肠菌群数。

表 1-22　大肠菌群检数表 1

10ml 水量的阳性管数	100ml 水量的阳性管数		
	0	1	2
	1L 水样中大肠菌群数/个	1L 水样中大肠菌群数/个	1L 水样中大肠菌群数/个
0	<3	4	11
1	3	8	18
2	7	13	27
3	11	18	38
4	14	24	52
5	18	30	70
6	22	36	92
7	27	43	120
8	31	51	161

续表

10ml水量的阳性管数	100ml水量的阳性管数		
	0	1	2
	1L水样中大肠菌群数/个	1L水样中大肠菌群数/个	1L水样中大肠菌群数/个
9	36	60	230
10	40	60	>230

(接种水样总量为300ml)

3．用多管发酵法检测池水、湖水或河水水样中的大肠菌群数

(1) 初发酵试验

先将水样按1:10稀释,得10^{-1}、10^{-2}稀释液。用无菌移液管分别吸取10^{-1}、10^{-2}的稀释液及原水样1ml,分别加入装有10ml普通浓度乳糖蛋白胨发酵管中。另取10ml和100ml原水样,分别加入装有5ml和50ml三倍浓度浓缩的乳糖蛋白胨发酵管和三角瓶中,混匀。于37℃培养18～24h。

(2) 平板分离和复发酵试验

方法同上述自来水水样的检测。

若证实有大肠菌群存在,则根据大肠菌群阳性管数,查表1-23和表1-24,即可以得到每升水样中的大肠菌群数。

表1-23 大肠菌群检数表2

接种水样量				1L水样中大肠菌群数/个
100ml	10ml	1ml	0.1ml	
−	−	−	−	<9
−	−	−	+	9
−	−	+	−	9
−	+	−	−	9.5
−	−	+	+	18
−	+	−	+	19
−	+	+	−	22
+	−	−	−	23
−	+	+	+	28
+	−	−	+	92
+	−	+	−	94
+	−	+	+	180
+	+	−	−	230
+	+	−	+	960
+	+	+	−	2380
+	+	+	+	>2380

("+"表示发酵阳性;"−"表示发酵阴性;接种水样总量为111.1ml)

表1-24 大肠菌群检数表3

接种水样量				1L水样中大肠菌群数/个
10ml	1ml	0.1ml	0.01ml	
−	−	−	−	<90
−	−	−	+	90
−	−	+	−	90
−	+	−	−	95
−	−	+	+	180
−	+	−	+	190
−	+	+	−	220
+	−	−	−	230
−	+	+	+	280
+	−	−	+	920
+	−	+	−	940
+	−	+	+	1800
+	+	−	−	2300
+	+	−	+	9600
+	+	+	−	23800
+	+	+	+	>23800

("+"表示发酵阳性;"−"表示发酵阴性;接种水样总量为11.11ml)

【实验结果】

记录大肠菌群阳性管数,分别查上述三张"大肠菌群检数表",得出每升水样中的大肠菌群数,将实验结果记录于表1-25中。

表1-25 不同水样中大肠菌群数检测结果记录表

水样	接种水样量					大肠菌群数/(个/L)
	100ml	10ml	1ml	0.1ml	0.01ml	
自来水						
河水						
池水						
湖水						

(自来水:填阳性管数;河水、池水、湖水:阳性结果填"+",阴性结果填"−")

【注意事项】

当池水、湖水等水样中大肠菌群数较多时,应适当增大水样的稀释倍数,这样才能得到较为理想的实验结果。

【思考题】

1. 何谓大肠菌群?
2. 大肠菌群在伊红美蓝培养基上的典型菌落特征是什么?
3. 你所检测的自来水样品符合饮用水标准吗?

实验 26　乳酸发酵与乳酸菌饮料的制作

【实验目的】

1. 学习从新鲜酸乳中进行乳酸细菌的分离纯化的方法。
2. 了解乳酸发酵的过程。
3. 学习乳酸菌饮料的制作方法。

【实验原理】

乳酸发酵是指多种微生物(主要是细菌)在厌氧条件下分解己糖产生乳酸的过程。能发酵糖类产生乳酸的细菌统称为乳酸细菌。乳酸细菌多数为兼性厌氧菌,在厌氧条件下经过 EMP 途径,发酵己糖产生乳酸。常见的乳酸细菌包括链球菌属(*Streptococcus*)、乳酸杆菌属(*Lactobacillus*)、双歧杆菌属(*Bifidobacterium*)和明串珠菌属(*Leuconostoc*)等。

常见的乳酸菌饮料以牛乳为主要原料,加入一定量的糖类,接入乳酸细菌,经发酵制成。

【实验器材和试剂】

1. 器材

无菌酸乳瓶、三角瓶、装 9ml 生理盐水的试管、无菌移液管、无菌玻璃涂棒、无菌平皿等。

2. 仪器

恒温水浴锅、酸度计、高压蒸汽灭菌锅、冰箱、恒箱培养箱。

3. 菌种

嗜热乳酸链球菌(*Strptococcus thermophilus*)、保加利亚乳酸杆菌(*Lactobacillus casei*)、从市售的新鲜酸乳中分离纯化的乳酸菌。

4. 培养基

BCG 牛乳培养基、乳酸菌培养基。

5. 试剂

脱脂乳试管、脱脂乳粉或全脂乳粉、蔗糖、碳酸钙、革兰氏染液。

【实验操作】

1. 乳酸菌的分离纯化

(1) 分离

取市售新鲜酸乳,稀释至 10^{-5},取其中的 10^{-4}、10^{-5} 两个稀释度的稀释液,用平板稀释涂布法和平板划线分离法分别在 BCG 牛乳培养基琼脂平板上进行乳酸菌的分离纯化,将培养基平板置于 40℃ 的恒温培养箱中培养 48h。如出现圆形稍扁平的黄色菌落,其周围培养基变为黄色者可初步定为乳酸菌。

(2) 鉴别

将分离到的乳酸菌典型菌落转接至脱脂乳试管中,40℃培养8～24h。若牛乳出现凝固,无气泡,呈酸性,涂片镜检细胞呈杆状或链球状,革兰氏染色呈阳性,则可将其连续传代4～6次,最终选出能在3～6h内凝固的牛乳管,作为菌种待用。

2. 乳酸发酵及检测

(1) 发酵

在无菌操作下将分离到的一株乳酸菌接种于装有300ml乳酸菌培养液的500ml三角瓶中,40～42℃下静置培养。

(2) 检测

取样分析检测乳酸发酵过程中的pH和产生的乳酸含量。实验分两组进行：一组是在接种后,每隔6～8h取样分析,测定pH；另一组是在接种培养24h后,每瓶加入3g $CaCO_3$(以防止发酵液过酸使菌种死亡),每隔6～8h取样,定性测定乳酸的含量。记录测定结果。

3. 乳酸菌饮料的制作

(1) 将脱脂乳和水以1:(7～10)(m/V)的比例混合,同时加入5%～6%蔗糖,充分混匀,于80～85℃灭菌10～15min,然后冷却至35～40℃,作为制作乳酸菌饮料的培养基质。

(2) 分别以纯种嗜热乳酸链球菌、保加利亚乳酸杆菌以及两种菌的等量混合菌液作为菌种,均以2%～5%的接种量分别接入上述乳酸菌饮料的培养基质中。亦可以市售新鲜酸乳作为发酵剂,进行乳酸菌饮料的制作。接种后摇匀,分装到已灭菌的酸乳瓶中。每一种菌的饮料发酵液重复分装3～5瓶,随后将瓶盖拧紧密闭。

(3) 将接种后的酸乳瓶置于40～42℃恒温培养箱中,培养3～4h。培养时要注意观察,在出现凝乳现象后,即停止培养。然后转放至4～5℃冰箱中冷藏24h以上,经此后熟阶段,达到酸度适中(pH 4～4.5),凝块均匀致密,无乳清析出,无气泡,以获得具有较好的口感和特有的风味的乳酸菌饮料。

(4) 分别品尝并比较以乳酸球菌、乳酸杆菌单菌株发酵的乳酸菌饮料,以及两种菌等量混合发酵的乳酸菌饮料。后者的香味和口感更佳。品尝时若出现异味,表明有杂菌污染。

【实验结果】

1. 绘图记录分离到的乳酸细菌的形态。
2. 记录乳酸发酵过程中pH和乳酸含量的变化。
3. 记录乳酸菌饮料的品尝结果于表1-26。

表1-26 乳酸菌饮料的品尝结果记录表

菌名	品尝内容					结论
	凝乳情况	口感	香味	有无异味	酸度	
乳酸球菌						
乳酸杆菌						
混合菌发酵						
市售酸乳为菌种						

【注意事项】
1. 采用 BCG 牛乳琼脂培养基平板筛选乳酸菌时,应注意挑取具有典型特征的黄色菌落,结合显微镜镜检观察,分离筛选出乳酸菌。
2. 制作乳酸菌饮料时,应选用优良的乳酸菌。采用乳酸球菌与乳酸杆菌等量混合进行发酵,制成的饮料具有独特的风味和良好的口感。
3. 牛乳的消毒应掌握适宜的温度和时间,防止长时间过高温度消毒而破坏酸乳的风味。
4. 作为饮料还应按食品卫生法的规定进行检测,如大肠菌群的检测等。经品尝和检验后,合格的酸乳应在 4℃冰箱中冷藏,可保存 6～7 天。
5. 若发酵时间过长或温度过高,可能会出现乳清析出过多的现象。

【思考题】
1. 为什么采用乳酸菌混合发酵制成的酸乳比单菌发酵的酸乳口感和风味更好?
2. 写出乳酸菌饮料的制作程序。

附　脱脂乳试管的制备方法

将脱脂乳粉和 5％蔗糖水溶液以 1∶10 的比例混合,装入试管中,装量约为试管的 1/3,灭菌。

附　乳酸的定性测定方法

取酸乳上清液 10ml 置于试管中,加入 10％H_2SO_4溶液 1ml,再加 2％$KMnO_4$溶液 1ml,进行反应,乳酸转化为乙醛;把事先在含氨的硝酸银溶液中浸泡过的滤纸条放在试管口上,微火加热试管至液体沸腾,若滤纸变黑,说明有乳酸存在,这是因为加热使乙醛挥发。

实验 27　常见病原性球菌的分离与鉴定

【实验目的】
1. 掌握常见的病原性球菌的主要生物学性状。
2. 熟悉临床标本中常见的病原性球菌的分离与鉴定方法。

【实验原理】
球菌种类繁多,大多数球菌对机体无致病性,仅少数球菌可以引起人类疾病。病原性球菌主要引起机体化脓性炎症,故又称为化脓性球菌(Pyogenic coccus)。其中,革兰氏阳性球菌主要有葡萄球菌(Staphylococcus)、链球菌(Streptococcus)和肺炎链球菌(S. pneumoniae);革兰氏阴性球菌主要有脑膜炎奈瑟菌(Neisseria meningitidis)、淋病奈瑟菌(N. gonorrhoeae)。病原性球菌的形态、排列、染色性、菌落特征等各有不同,这些可作为鉴别的依据。但仅根据形态、培养特性有时难以确定它们的致病性或耐药性,故还需做进一步的试验来进行鉴定。

【实验器材和试剂】

1. 器材

接种环、无菌培养皿、无菌棉拭子、载玻片等。

2. 仪器

恒温培养箱、光学显微镜。

3. 培养基

牛肉膏蛋白胨琼脂培养基、葡萄糖肉汤培养液、血琼脂平板、巧克力(色)血琼脂平板。

4. 材料

药敏试验材料、各类临床脓汁标本。

5. 试剂

革兰氏染液、病原性球菌鉴定用的各种生化反应试剂、血清学鉴定试剂、致病性测定试剂。

【实验操作】

1. 标本的采集与处理

(1) 脓液

用无菌棉拭子蘸取患处深部脓液少许,置于无菌小试管内送检。

(2) 痰液

用消毒容器收集病人痰液,用无菌棉拭子挑取浓稠痰块少许,置于无菌小试管内送检。

(3) 咽部分泌物

嘱病人把口张大,用压舌板压住舌根部,用无菌棉拭子迅速蘸取咽部分泌物,置于无菌小试管内送检。

(4) 尿道、阴道分泌物

对可疑淋病患者,男性可从尿道取样,应在排尿后1h取样,取样时将无菌棉拭子插入尿道1~2cm,转动后取出分泌物;女性可从宫颈口取分泌物,将无菌棉拭子插入宫颈口后,稍等片刻,让棉拭子充分吸附分泌物,再旋转取出。取样后应立即送检,不可放置于冰箱中。

(5) 血液

疑为化脓性球菌败血症患者,应在严格的无菌操作下,静脉采血5ml,将其注入50ml葡萄糖肉汤培养液内进行增菌培养,血液与培养液的比例为1:10。可使血液中的抗菌物质,如抗生素、溶菌酶、抗体或补体等充分稀释,不能发挥抗菌活性。

(6) 脑脊液

以无菌操作法采集脑脊液1~3ml,置于无菌试管中立即送检。

2. 病原菌的分离与鉴定

待测标本可直接涂片,革兰氏染色后镜检。必要时可进行分离培养、生化反应和致病性鉴定。常见病原性球菌检验程序如下:

(1) 形态观察

脓汁标本→直接涂片→革兰氏染色→镜检→记录形态、排列、染色性。

(2) 培养特性

脓汁标本→接种于血琼脂平板→37℃培养24~48h→观察并记录菌落形态、色素、溶血性等。

（3）生化反应

挑取可疑菌落→进行生化反应、血清学鉴定、致病性测定、药敏试验等。

3. 结果判断

对各种常见的病原性球菌的待测标本，根据菌落特点及涂片镜检结果，可做出初步判断，必要时再做进一步的鉴定。

（1）葡萄球菌

① 镜检特征：革兰氏阳性球菌，葡萄串状排列，无鞭毛，无芽孢。

② 培养特征：普通平板上可形成圆形菌落，表面光滑湿润、边缘整齐、不透明。在血琼脂平板上，若菌落呈白色或柠檬色，周围无溶血环，则为表皮葡萄球菌或腐生葡萄球菌，为非致病性或条件致病性葡萄球菌；若菌落为金黄色，周围有完全透明溶血环（β溶血），则可能是金黄色葡萄球菌，为致病性葡萄球菌。

③ 生化反应：可进一步做血浆凝固酶试验和甘露醇发酵试验，确定其致病性。

④ 金黄色葡萄球菌鉴定的主要依据：能产生金黄色色素；有溶血性；血浆凝固酶试验阳性；耐热核酸酶试验阳性；能分解甘露醇产酸。

（2）链球菌

① 镜检特征：革兰氏阳性球菌，菌体呈圆形或椭圆形，链状排列，无鞭毛，无芽孢。

② 培养特征：菌落表面光滑，在血琼脂平板上能形成透明或半透明的细小菌落。若菌落周围有 1～2mm 宽的草绿色溶血环，则为甲型溶血性链球菌；若菌落周围有 2～4mm 宽、界限分明、完全透明的无色溶血环，则为乙型溶血性链球菌。

（3）肺炎链球菌

① 镜检特征：革兰氏阳性球菌，菌体呈矛头状，成双排列，宽端相对，尖端向外，有荚膜。

② 培养特征：在血琼脂平板上形成细小、半透明的菌落，菌落周围有草绿色α溶血环。

③ 生化反应：胆汁溶菌试验阳性；菊糖发酵试验阳性。

（4）脑膜炎奈瑟菌

① 镜检特征：革兰氏阴性球菌，肾形或豆形的双球菌。在患者脑脊液中，多位于中性粒细胞内。

② 培养特征：在巧克力（色）血琼脂平板上形成无色、圆形、光滑透明、似露滴状的菌落，不溶血。能产生自溶酶，培养物如不及时移种，48h 后即死亡。

③ 生化反应：氧化酶试验阳性；可分解葡萄糖和麦芽糖，产酸不产气。

（5）淋病奈瑟菌

① 镜检特征：革兰氏阴性球菌，形态似脑膜炎奈瑟菌，成双排列，呈肾形或咖啡豆形，有荚膜。脓汁标本中，大多数淋病奈瑟菌位于中性粒细胞内，但慢性淋病病人的淋病奈瑟菌多分布在细胞外。

② 培养特征：在巧克力（色）血琼脂平板上形成圆形、凸起、灰白色、细小的光滑菌落。

③ 生化反应：氧化酶试验阳性；只分解葡萄糖，产酸不产气。

【实验结果】

将实验结果填入表 1-27 中。

表1-27　常见病原性球菌的分离与鉴定实验结果记录表

菌　名	镜检结果	培养特性	生化反应
葡萄球菌			
链球菌			
肺炎链球菌			
脑膜炎奈瑟菌			
淋病奈瑟菌			

【注意事项】

1. 标本的采集应严格按照无菌操作进行,避免标本被杂菌污染。
2. 采集的标本必须尽快送检,大多数细菌标本可以冷藏送检。脑膜炎奈瑟菌或淋病奈瑟菌标本采集后要注意保暖、保湿,所用的培养基要提前放入恒温培养箱内预温;标本应接种于巧克力(色)血琼脂平板上。
3. 若做血液培养,应在疾病早期、高热期或抗菌药物使用前采集血液标本,此时培养阳性率高。

【思考题】

1. 常见的病原性球菌有哪些?它们的形态特征及培养特征有何特点?
2. 怎样区分致病性与非致病性葡萄球菌?

实验28　粪便标本中致病性肠道杆菌的分离与鉴定

【实验目的】

1. 掌握粪便标本中致病性肠道杆菌的分离与鉴定的流程。
2. 熟悉粪便标本的采集方法和SS琼脂平板及双糖铁培养基的应用。

【实验原理】

在人和动物的肠道中存在着大量的微生物菌群。肠杆菌科细菌种类繁多,与医学关系密切的有埃希菌属、志贺菌属、沙门菌属、变形杆菌属等。本实验的目的主要是分离鉴别沙门菌属及志贺菌属中的某些致病菌。

粪便中含有不同种类和数量的细菌,根据临床检验的目的,可以利用选择性培养基或用适当的方法处理标本,尽可能抑制杂菌生长,以利于病原菌的检出,并通过生化反应和血清学反应进一步鉴别肠道致病菌与非致病菌。

【实验器材和试剂】

1. 器材

载玻片、无菌培养皿、接种环、接种针、无菌棉拭子等。

2. 仪器

恒温培养箱、光学显微镜。

3. 培养基

SS琼脂平板、双糖铁半固体培养基、尿素培养基、各种单糖发酵管(葡萄糖、乳糖、麦芽糖、甘露醇、蔗糖)、蛋白胨水培养基。

4. 材料

粪便标本。

5. 试剂

志贺菌属诊断血清、沙门菌属诊断血清、生理盐水。

【实验操作】

1. 标本采集

(1) 自然排便采集

自然排便后,挑取粪便的脓血或黏液部分2~3g,液状粪便取絮状物2~3ml,置于无菌容器中,及时送检。

(2) 直肠拭子采集

排泄困难的患者及婴儿如不易获得粪便,可用直肠拭子取样。用无菌棉拭子经生理盐水或甘油缓冲盐水湿润后,插入肛门内4~5cm(幼儿2~3cm)处,轻轻转动后取出,插入无菌试管内送检。

标本如不能立即送检,可将其保存于30%甘油缓冲盐水中。

2. 粪便标本细菌学检查

(1) 取样、培养

粪便标本→分离培养(SS琼脂平板)→37℃培养18~24h。

(2) 初步鉴定

可疑菌落→双糖铁/尿素培养基→接种→37℃培养18~24h。

(3) 最终鉴定

进行生化反应及血清学鉴定。

3. 实验过程

(1) 第一天

取粪便标本分区画线接种于SS琼脂平板上,37℃培养18~24h。

(2) 第二天

观察SS琼脂平板上的菌落特征,用接种针挑取可疑菌落,分别接种于双糖铁半固体培养基、尿素培养基中,37℃培养18~24h。

(3) 第三天

观察双糖铁半固体培养基、尿素培养基上的培养结果,并做以下实验进一步鉴定:

① 革兰氏染色。

② 接种于各种单糖发酵管(葡萄糖、乳糖、麦芽糖、甘露醇、蔗糖)以及蛋白胨水培养基中,37℃培养18~24h。

③ 进行IMViC试验检测。

④ 选用已知免疫血清做玻片凝集试验。

(4) 第四天

观察各种单糖发酵、IMViC试验结果。根据实验结果,参照表1-28,综合判定粪便标本中分离的肠道致病菌是哪一种细菌。

表 1-28 粪便中常见肠道杆菌主要生化反应简明鉴定表

菌名	双糖铁				葡萄糖	乳糖	麦芽糖	甘露醇	蔗糖	吲哚	甲基红	VP	枸橼酸盐	尿素
	上层	下层	硫化氢	动力										
大肠埃希菌	+	⊕	-	+	⊕	⊕	⊕	⊕	d	+	+	-	-	-
产气杆菌	+	⊕	-	+	⊕	⊕	⊕	⊕	+	-	-	+	+	-
普通变形杆菌	-	⊕	+	+	⊕	-	+	-	+	+	+	-	+	+
伤寒沙门菌	-	+	+	+	+	-	+	-	-	-	+	-	+	-
甲型副伤寒沙门菌	-	⊕	d	+	⊕	-	⊕	⊕	-	-	+	-	+	-
肖氏沙门菌	-	⊕	+	+	⊕	-	⊕	⊕	-	-	+	-	d	-
希氏沙门菌	-	+	-	+	+	-	+	-	-	-	+	-	+	-
痢疾志贺菌	-	+	-	-	+	-	+	-	d	d	+	-	-	-
福氏志贺菌	-	⊕	-	-	+	-	+	-	-	+	+	-	-	-
鲍氏志贺菌	-	+	-	-	+	-	+	-	d	-	+	-	-	-
宋内志贺菌	-	*	+	-	+	*	+	+	-	-	+	-	-	-

("*"表示迟缓发酵;"+"表示产酸;"⊕"表示产酸产气;"-"表示不发酵;"d"表示某些菌株阳性)

【实验结果】

1. SS平板

肠道致病菌不分解乳糖,所以在SS平板上生长的菌落为无色透明的小菌落。如能产生H_2S,则菌落中心呈黑色。

大肠埃希菌在SS平板上一般不生长,但如粪便标本接种得多,大肠埃希菌量多,仍有少数菌能生长。大肠埃希菌能发酵乳糖产酸,菌落呈红色,或菌落中心显红色,很容易与致病菌加以区分。

2. 双糖铁半固体培养基

根据双糖铁半固体培养基中乳糖发酵与葡萄糖发酵的结果、运动力的有无、能否产生H_2S等,根据表1-29可初步判定为哪一类细菌。

表 1-29 几种肠道杆菌在双糖铁半固体培养基中的反应

		沙门菌或变形杆菌	志贺菌	大肠埃希菌
斜面(固体)	Fe^{2+}	+/-	-	-
	乳糖	-	-	⊕
	酚红	红色	红色	变黄
下层(半固体)	葡萄糖	+/⊕	+	⊕
	酚红	变黄	变黄	变黄
	动力	+	-	+
进一步鉴定		尿素	生化反应	
		吲哚	抗原鉴定	
		抗原鉴定		

("+"表示产酸;"⊕"表示产酸产气;"-"表示不发酵)

3. 根据以下实验做进一步鉴定

(1) 从双糖铁半固体培养基上挑取细菌,进行涂片、革兰氏染色,镜检观察为革兰氏阴性短小杆菌,或为中等大小、无荚膜、无芽孢的革兰氏阴性菌。

(2) 单糖发酵试验:观察能否分解葡萄糖和乳糖。

(3) 玻片凝集试验:若该菌只能与志贺菌属诊断血清发生凝集反应,出现凝集现象,则为志贺菌;若只能与沙门菌属诊断血清发生反应,出现凝集,则为沙门菌;若与两种血清均不发生反应,则为其他的肠道细菌。

4. 结果判断

判断粪便标本中有无致病性肠道杆菌,并进行鉴定。

【注意事项】

采集标本时应注意防止杂菌污染。若因便器或标本盛器不洁而污染了变形杆菌,则可能影响病原菌的分离检出,造成误诊。

【思考题】

简述粪便标本中致病性肠道杆菌的分离与鉴定流程。

实验 29　临床标本中常见真菌的检查

【实验目的】

1. 学习浅部感染真菌的检查方法。
2. 学习深部感染真菌的检查方法。

【实验原理】

引起表层角质化组织(如皮肤、毛发、指甲等)感染的真菌,称为浅部感染真菌,这些真菌可破坏角质化组织,又称皮肤癣菌。常见的有三个属,它们在沙保弱培养基上,于20℃培养时可形成特殊的菌落和分生孢子,可用于分类。通常癣症的实验室诊断一般为,根据临床症状,取患者病变部位的组织材料,直接进行镜检,观察真菌菌丝和孢子,即可做出初步诊断。必要时可进行真菌培养鉴定。

深部感染真菌可分为皮下组织感染真菌、全身性感染真菌和机会性感染真菌。其中,机会性感染真菌种类繁多,包括白假丝酵母、新生隐球菌等。深部感染真菌的检查应根据病情取病变部位的分泌物、排泄物、体液、痰液及血液等作为标本。标本采集时应注意无菌操作,样品量要足够,并及时送检。

白假丝酵母是一种机会感染真菌,是人的皮肤、口腔、上呼吸道、阴道与肠道黏膜的正常菌群。当机体出现菌群失调或抵抗力下降时,可引起皮肤、黏膜和内脏的急性或慢性炎症,即白假丝酵母病。其菌体呈圆形或卵圆形,革兰氏染色阳性,可形成酵母样芽生孢子及假菌丝。在1‰吐温-80玉米粉琼脂培养基上可形成丰富的假菌丝,同时也能产生真菌丝和厚膜孢子。

【实验器材和试剂】

1. 器材

载玻片、盖玻片、小刀、镊子、吸管。

2．仪器

光学显微镜、恒温培养箱。

3．培养基

沙保弱培养基、1%吐温-80玉米粉琼脂培养基。

4．材料

正常人血清或羊血清、家兔。

5．试剂

10% KOH溶液、1∶10000的苯扎氯铵溶液。

【实验操作】

1．病变标本的采集

取标本时,最好先用1∶10000的苯扎氯铵溶液洗涤患部后,再刮取标本。各种病变标本的采集方法如下:

(1) 发癣

用镊子拔取患者病损部位的断残头发或带有白色菌鞘的病损部毛发。

(2) 手足癣、体股癣

用小刀刮患者皮肤损害部位的边缘,以获得皮屑。

(3) 甲癣

用小刀刮患病指(趾)甲的深层,以获得甲屑。

(4) 疑似白假丝酵母感染的临床标本

取口腔病灶黏膜、阴道分泌物等疑似白假丝酵母感染的临床标本。

2．浅部感染真菌的检查

(1) 标本片制作

将病损部毛发、皮屑、甲屑等放于清洁的载玻片上,往上加1～2滴10% KOH溶液,加盖玻片。于酒精灯火焰上方微微加热,往返数次,静置3～5min,以加速角质的溶解,使标本透明。轻轻挤压盖玻片使之成薄片,驱去气泡,用吸管吸去周围的溢液。

(2) 镜检

先用低倍镜检查有无真菌菌丝或孢子,再用高倍镜观察菌丝和孢子的形态、位置、大小和排列方式等特征。镜检时光线宜稍暗。

3．深部感染真菌的检查

(1) 直接涂片镜检

取口腔病灶黏膜、阴道分泌物、皮屑、甲屑、血、尿、粪、脑脊液等疑似白假丝酵母感染的临床标本样品,制作10% KOH溶液或生理盐水盖玻片压滴标本,用高倍镜或油镜检查。

(2) 分离培养

将刮屑、拭子或痰、脓等临床标本接种于加有青霉素、链霉素的沙保弱琼脂平板上,于20℃培养2～4天。

(3) 鉴定

假丝酵母种类繁多,可根据形态结构、培养特性、生化反应等进行鉴别。

① 芽管形成试验:将该菌接种于0.5～1.0ml正常人血清或羊血清中,置于37℃恒温培养箱中1.5～4h后镜检。

② 厚膜孢子形成试验：将该菌接种于1%吐温-80玉米粉琼脂培养基上，于25℃培养24～48h。

③ 动物试验：经家兔耳静脉或皮内注射1%疑似白假丝酵母生理盐水菌悬液1ml。

【实验结果】

1. 浅部感染真菌的检查

在显微镜下若能观察到典型的真菌菌丝和孢子，则可初步诊断为真菌病。若需进一步确诊是由何种真菌引起的疾病，则需在沙保弱培养基上培养后进一步观察不同标本的菌丝形态及分生孢子、厚膜孢子的形态，再加以比较和鉴别诊断。

2. 深部感染真菌的检查

（1）直接涂片镜检

在显微镜下可见卵圆形芽生孢子及假菌丝。若观察到大量假菌丝，说明白假丝酵母正处于致病阶段，有一定的诊断意义。

（2）分离培养

在沙保弱琼脂平板上培养2～4天后，出现灰白或奶油色、表面光滑、带有浓厚酵母香味的类酵母型菌落。菌落涂片镜检可见假菌丝及成群的(2～4)$\mu m \times 6\mu m$大小的卵圆形芽生孢子。

（3）鉴定

① 芽管形成试验：镜检可见芽生孢子及藕节状的芽管形成，可用于白假丝酵母的快速诊断。

② 厚膜孢子形成试验：在玉米粉琼脂培养基中培养24～48h后，生长出灰白色菌落。菌落涂片镜检可见大量菌丝，菌丝顶端、侧缘或中间可见厚膜孢子。厚膜孢子是鉴定白假丝酵母的重要特征。

③ 动物试验：静脉注射后，家兔4～5天内死亡，解剖可见肾脏、肝脏肿大，有许多白色小脓肿分布在脏器中。家兔皮内注射后，注射处在48h内可形成脓肿。

3. 结果判断

判断病变部位标本中有无真菌感染，并进行鉴定。

【注意事项】

1. 观察菌丝和孢子时，应注意与标本中夹带的纤维、表皮细胞、气泡等的区别。
2. 阴性结果不能完全排除真菌感染，需要进行复查。
3. 如为毛发标本，切忌过度加热加压，以保持毛发原形，便于观察真菌与毛发的关系。
4. 培养温度若超过27℃，则难以形成厚膜孢子。
5. 若在血中或脑脊液中查到白假丝酵母，可以确诊。

【思考题】

1. 观察手足癣真菌标本前，预先应怎样处理标本？为什么？
2. 用高倍镜观察真菌菌丝和孢子时，应注意什么？

第二部分　免疫学实验

第一章　免疫学基础性实验

实验 1　免疫系统器官和细胞形态学观察

【实验目的】
1. 观察小鼠胸腺、脾脏等免疫器官及各种免疫细胞的形态。
2. 掌握各种免疫细胞的形态特点。

【实验原理】
　　机体免疫系统由免疫器官、免疫组织、免疫细胞和免疫分子组成,具有识别和排除抗原性异物、维持机体内环境稳定和生理平衡的功能,是执行体液免疫和细胞免疫的物质基础。
　　本次实验主要通过解剖小鼠,观察小鼠的免疫器官,并制血涂片观察小鼠各种免疫细胞的形态(图 2-1)。小鼠是啮齿目中体形较小的动物,其淋巴系统很发达。免疫器官包括胸腺、脾脏、淋巴结及肠道派氏集合淋巴结等。

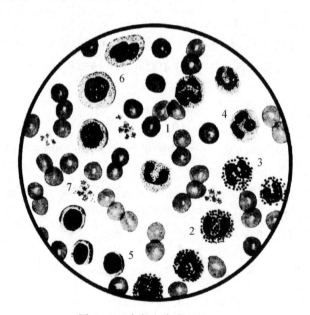

图 2-1　小鼠血涂片(1000×)
1-红细胞;2-嗜酸性粒细胞;3-嗜碱性粒细胞;4-中性粒细胞;
5-淋巴细胞;6-单核细胞;7-血小板

一、小鼠免疫细胞的形态观察

【实验器材和试剂】

1. 器材

眼科镊、眼科剪、载玻片、烧杯、洗耳球。

2. 仪器

显微镜。

3. 材料

昆明种小白鼠(6~8周龄,体重约20g)。

4. 试剂

3‰来苏尔水、瑞氏-姬姆萨染液、磷酸盐缓冲液(pH 6.8)或新制蒸馏水、香柏油、二甲苯。

【实验操作】

1. 准备两张洁净的载玻片,一张用于推片,另一张用于固定标本。
2. 剪断小鼠尾巴取血或小鼠眼眶取血,迅速在载玻片上涂血膜制备血涂片(图2-2),自然干燥。

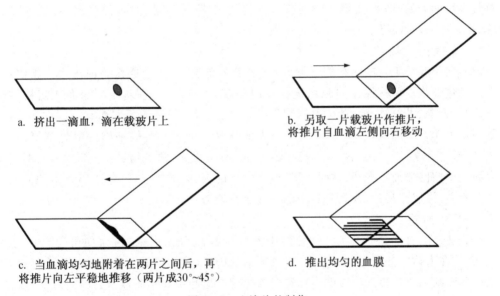

图2-2 血涂片的制作

3. 滴加瑞氏-姬姆萨染液数滴以覆盖血膜,染色1min,再加等量pH 6.8的磷酸盐缓冲液或新制蒸馏水,用洗耳球轻轻吹气,使之与染液充分混匀,静置染色8~10min,弃去染料,流水反面冲洗,自然晾干。

4. 显微镜高倍镜或油镜观察。

【实验结果】

绘制小鼠免疫细胞图,小鼠免疫细胞形态特点如下:

1. B细胞

B细胞由骨髓中的淋巴干细胞分化而来,占血中淋巴细胞总数的10%~15%,数量较少。B细胞的体积比T淋巴细胞稍大。B细胞的结构,在光镜下与T细胞较难区别。B细胞存活期一般较短,数周或数月,也有寿命长达数年的。当B细胞受到抗原刺激后,可增殖分化为浆细胞,浆细胞合成并分泌抗体。抗体可在血液中循环,通过与抗原的结合,可中和毒素,抑制细菌或靶细胞的代谢,还可通过激活补体溶解靶细胞,从而清除相应抗原并促进巨噬细胞吞噬抗原。

2. T细胞

T细胞是由胸腺内的淋巴干细胞分化而来的,是淋巴细胞中数量最多、功能最复杂的一类细胞,占外周血液淋巴细胞总数的70%～80%。T细胞体积较小,核呈圆形,胞质少,常在一侧有小凹陷,染色质呈块状,较致密,故染色较深。多数T细胞寿命较长,可存活数月至数年。在抗原刺激下,T细胞可经多次分裂增殖,活化成效应性T细胞。效应性T细胞的存活期较短,具有杀伤靶细胞的能力,但必须结合到靶细胞上才能产生免疫效应。

3. DC细胞

DC细胞即树突状细胞,是一类形状不规则的非单核吞噬细胞。其特点是胞浆有许多长突起呈触须状,使整个细胞的形态像一只蜘蛛。DC细胞分散于全身的上皮组织和实质性器官中,其细胞数量较少,不超过局部细胞总数的1%。DC细胞也可迁移到血液和淋巴,其数量不超过血液有核细胞总数的0.1%。未成熟DC细胞的吞噬能力较强,能吞噬抗原性异物并对其进行加工处理;而成熟DC细胞吞噬能力减弱,但细胞表面积增大,且具有丰富的MHCⅡ类分子,所以提呈抗原的能力很强。

4. 单核巨噬细胞

单核细胞起源于骨髓的多能干细胞,在血液中游走,当其穿透血管内皮进入组织内,则转变为巨噬细胞。单核吞噬细胞系统在体内分布广,细胞数量多,主要分布于疏松结缔组织、肝、脾、骨髓、淋巴结、脑、肺以及腹膜等处,并依其所在组织的不同而有不同的名称,如在肝脏中称为库普弗细胞,在上皮组织中称为郎格汉斯细胞。单核细胞一般呈圆形,直径约10～20μm。巨噬细胞大小不等,直径约10～30μm或更大,常有伪足,呈多形性,可吸附于玻璃表面。单核巨噬细胞有特征性的肾形或马蹄形的核,染成紫色,胞浆中富含溶酶体及其他各种细胞器,染成蓝灰色,其具有很强的吞噬杀伤能力。

5. NK细胞

NK细胞即自然杀伤细胞,由骨髓中淋巴干细胞分化而来,占血中淋巴细胞总数的2%～5%,在人体内分布广泛。其中,以外周血和脾、淋巴结中的NK细胞活性为最高,而在骨髓中NK细胞活性较低。在中空器官的管壁固有层和一些实质性器官的间质中,亦有NK细胞存在。NK细胞属于大淋巴细胞,平均直径为12～15μm,胞质较多,在胞质内有许多大小不等的嗜天青颗粒,因此又称大颗粒淋巴细胞,其核呈卵圆形。NK细胞无需抗原刺激,更不需抗体的协助,便可直接杀伤靶细胞,如杀伤被病毒感染的细胞和肿瘤细胞等。NK细胞的这种抗感染和抗肿瘤的杀伤作用是没有特异性的。

6. 中性粒细胞

中性粒细胞占白细胞总数的60%～70%,是白细胞中数量最多的一种细胞。细胞呈球形,直径10～12μm,体积略大于红细胞。核染色质呈团块状,染成粉色。核呈典型的分叶状,染成紫色,叶间有细丝相连,称分叶核。细胞核一般为2～5叶,正常人以2～3叶者居多,衰老的细胞分叶较多。中性粒细胞的胞质被染成粉红色,含有许多细小的淡紫色及淡红色颗粒,颗粒可分为嗜天青颗粒和特殊颗粒两种。其中,嗜天青颗粒较少,呈紫色,约占颗粒总数的20%,在光镜下着色较深,体积稍大;特殊颗粒数量多,呈淡红色,约占颗粒总数的80%,颗粒较小,直径0.3~0.4μm,呈椭圆形,内含髓过氧化物酶、碱性磷酸酶、防御素、溶菌酶等。髓过氧化物酶是中性粒细胞的特征酶;防御素具有杀菌作用;溶菌酶能溶解细菌表面的糖蛋白。中性粒细胞具有活跃的变形运动和吞噬功能。

7. 嗜酸性粒细胞

嗜酸性粒细胞略大于中性粒细胞,细胞呈球形,直径10~15μm,数量少,占白细胞总数的0.5%~3%。细胞核染成紫色,核常为2叶。胞质内充满粗大(直径0.5~1.0μm)、均匀、略带折光性的嗜酸性颗粒,染成橘红色。电镜下,颗粒多呈椭圆形,有膜包被,内含颗粒状基质。颗粒内含有酸性磷酸酶、过氧化物酶、芳基硫酸酯酶和组胺酶等,因此也属于溶酶体的一种。嗜酸性粒细胞也能做变形运动,并具有趋化性。它能吞噬抗原抗体复合物,并释放组胺酶灭活组胺,从而减弱过敏反应。嗜酸性粒细胞还能借助抗体与某些寄生虫表面的受体结合,释放颗粒内物质,杀灭寄生虫,故嗜酸性粒细胞具有抗过敏和抗寄生虫的作用。

8. 嗜碱性粒细胞

嗜碱性粒细胞的体积略小于嗜酸性粒细胞,细胞呈球形,直径约10~11μm,数量最少,约占白细胞总数的0~1.5%。胞核分叶呈S形或不规则形,1~2叶,染成淡蓝色。胞质内含有嗜碱性颗粒,大小不等,分布不均,染成蓝紫色,亦可覆盖在核上,颗粒具有异染性,用甲苯胺蓝染色呈紫红色。嗜碱性粒细胞可在炎症反应中发挥作用。

9. 肥大细胞

肥大细胞的体积较大,呈卵圆形。胞质内充满粗大均等的嗜碱性颗粒。颗粒中含组胺、肝素和各种酶类,主要分布于黏膜和皮下疏松结缔组织。其细胞表面表达高亲和力的FcεRI,可结合游离的IgE,参与I型超敏反应。

10. 红细胞与血小板

红细胞淡红色,无核,直径7~8μm,呈双凹圆盘状,中央较薄,边缘较厚,故在血涂片标本中呈中央染色较浅、边缘染色较深。红细胞免疫是机体的一种防御机制,红细胞有许多与免疫相关的物质,并与其他免疫活性细胞,如T淋巴细胞、B淋巴细胞、NK细胞及吞噬细胞等有着密切的联系。

血小板是骨髓中巨核细胞胞质脱落下来的小碎片,故无细胞核,其表面有完整的细胞膜。血小板体积很小,直径约2~4μm,呈双凸扁盘状,当受到机械或化学刺激时,能伸出突起,呈不规则形。在血涂片中,血小板常呈多形性,并聚集成群。血小板中央部分有蓝紫色的颗粒,称颗粒区;周边部呈均质浅蓝色,称透明区。

二、小鼠免疫器官解剖学观察

【实验器材和试剂】

1. 器材

眼科镊、眼科剪、烧杯。

2. 材料

昆明种小白鼠(6~8周龄,体重约20g)。

3. 试剂

3％来苏尔水、瑞氏-姬姆萨染液。

【实验操作】

1. 小鼠脱颈椎处死,投入盛有3％来苏尔水的烧杯内,浸泡消毒约5min。取出小鼠,仰卧于实验台上,令其腹部朝上。

2. 以镊子提起耻骨处皮肤,用剪刀小心地沿正中线直剪开至下颌部,然后钝性分离皮肤,再将皮肤向四肢剪开。

3. 用剪刀沿正中线从阴部至膈肌为止剪开,观察腹腔液的含量及性状,以及脾脏的位置及结构。

4. 切开膈肌,剪断胸骨,翻起胸骨,暴露胸腺、心脏及肺脏,观察胸腺位于小鼠胸腔心脏前上方,内有许多大淋巴细胞(即前胸腺细胞)及特定的上皮网状细胞(可分泌胸腺激素)。

【实验结果】

1. 描述小鼠腹腔液的含量及性状。
2. 描述小鼠脾脏、胸腺的位置及结构特点。

【注意事项】

1. 使用载玻片时只能手持玻片边缘,不能触及玻片表面,以保持玻片清洁、干燥、中性、无油腻。

2. 一张良好的血涂片,要求厚薄适宜,头体尾分明,细胞分布均匀,边缘整齐,两端留有空隙。血涂片自然干燥后应立即固定染色,以免细胞溶解和发生退行性变化。

3. 血膜未干透时细胞尚未牢固附在玻片上,在染色过程中容易脱落,因此血膜必须充分干燥。

4. 染色时间与染液浓度、室温高低、细胞多少有关。染液越淡,室温越低,细胞越多,所需染色时间就越长,因此染色时间应视具体情况而定。

5. 染液不可过少,以防蒸发干燥使染料沉着于血涂片上难冲洗干净。冲洗时应用流水反面冲洗玻片将染液冲去,不能先倒掉染液,以免染料沉着于血涂片上。

【思考题】

简述各类免疫细胞的结构特点。

实验2 小鼠血脑屏障观察

【实验目的】

1. 掌握血脑屏障的作用。
2. 学习血脑屏障实验的操作过程。

【实验原理】

血脑屏障是机体屏障结构的重要组成部分。血脑屏障主要由软脑膜、脉络丛的毛细血管壁和星形胶质细胞组成。其组织结构致密,能阻挡血液中的病原菌及其他大分子物质进入脑组织和脑室,因此能保护中枢神经系统。婴幼儿由于血脑屏障尚未发育完善,故较易发生脑膜炎等中枢神经系统感染。本实验中未经颅内注射的小鼠,其眼、耳、鼻皮下及肌肉均呈现明显的蓝色,但脑、脊髓均未变色;而经颅内注射的小鼠的上述部位均呈现明显的蓝色。

【实验器材和试剂】

1. 器材

眼科镊、眼科剪、手术剪、注射器。

2. 材料

昆明种小白鼠(6～8周龄,体重约20g)。

3. 试剂

5%的台盼蓝水溶液、无菌生理盐水。

【实验操作】

1. 用注射器将5%的台盼蓝水溶液经尾静脉分别注入两只小白鼠体内,每只0.7ml,其中一只再颅内注射0.1ml无菌生理盐水。

2. 8～10min后观察小白鼠皮肤、眼、嘴等的颜色变化。

3. 30～60min后,若发现小白鼠眼、嘴呈蓝色,即窒息死亡,腹部朝下固定。

4. 由头部到尾部沿背中线剪开皮肤,暴露皮下、肌肉和内脏,观察其颜色变化。

5. 小心剖开颅骨椎管,暴露脑和脊髓,与皮下、肌肉和内脏相比,并比较两只小鼠有何不同。

【实验结果】

比较未经颅内注射和经颅内注射的小鼠在眼、耳、鼻皮下、肌肉及脑、脊髓中颜色的异同。

【注意事项】

1. 台盼蓝水溶液须过滤后方可使用。

2. 尾静脉注射要从远端进针,如推注容易,则表明进入了血管;如引起皮下凸起或发白,说明未进入血管,须拔出针头,从稍近端再进针。

【思考题】

为何在另一只小鼠颅内要注射无菌的生理盐水?

实验3 中性粒细胞吞噬杀菌功能的测定——小吞噬现象

【实验目的】

1. 掌握中性粒细胞吞噬作用的原理和方法。

2. 熟悉体外计数法测定中性粒细胞吞噬功能的操作方法。

【实验原理】

血液中的中性粒细胞即小吞噬细胞,具有吞噬细菌和异物颗粒的能力,可通过趋化、调理、吞入和杀菌等几个步骤吞噬和消化衰老、死亡的细胞及病原微生物(如化脓性细菌)等异物,是机体非特异性免疫的重要组成部分。在体外将中性粒细胞和细菌等异物共同孵育后,显微镜下可见中性粒细胞内有细菌或异物颗粒(图2-3),通过计数吞噬百分率和吞噬指数可反映中性粒细胞的吞噬功能,该实验常用白色葡萄球菌作为中性粒细胞的吞噬物。其临床应用一般多用于病人治疗前后白细胞吞噬指数与吞噬百分率的动态变化,作为观察疗效和预后判断的参考指标。吞噬杀菌功能缺陷,常见于慢性肉芽肿、膜糖蛋白缺陷症、葡萄糖-6-磷酸脱氢酶高度缺陷症等。

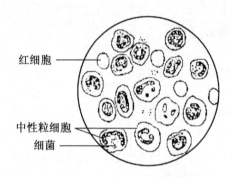

图 2-3 中性粒细胞吞噬试验

【实验器材和试剂】

1. 器材

试管、Ep 管、载玻片、采血针、酒精棉球、血红蛋白吸管、移液器、血细胞计数板、洗耳球。

2. 仪器

显微镜、恒温培养箱。

3. 材料

(1) 被吞噬物:白色葡萄球菌 18h 孵育的斜面或肉汤培养物,用血细胞计数板计数,调整其浓度约为 10^8 个/ml。

(2) 待测样品:新鲜肝素抗凝人静脉血。

4. 试剂

肝素、瑞氏-姬姆萨染液、双蒸水、甲醇、香柏油、二甲苯。

【实验操作】

1. 取 Ep 管一支,用移液器加入 20μl 肝素。

2. 用 75% 酒精棉球消毒手指和采血针,用采血针针刺,轻轻挤揉出血,用血红蛋白吸管吸取 40μl 血,加入 Ep 管中,与肝素溶液轻轻吹吸混匀。

3. 取 20μl 白色葡萄球菌液加入 Ep 管中,用移液器轻轻吹吸混匀。

4. 置 37℃ 恒温培养箱孵育 30min,其间每隔 10min 摇匀一次。

5. 取出 Ep 管,用移液器将 Ep 管中血液打匀后取血 20μl 于洁净载玻片上,用另一载玻片推成薄涂片,待血片自然干燥后用甲醇固定 4~5min。

6. 取瑞氏-姬姆萨染液数滴以覆盖血膜涂层,先染 1min,然后加等量蒸馏水,用洗耳球轻轻吹气,使之与染液充分混匀,继续染 8min,流水反面冲洗,自然晾干。

【实验结果】

1. 油镜观察

镜下寻找中性粒细胞,如果染色结果正确,可见中性粒细胞的细胞核染成深紫色,核分2~5叶,被吞噬的细菌染成蓝紫色,而中性粒细胞的细胞质则为淡红色。

2. 计数

在油镜下随机计数 100 个中性粒细胞,分别计数吞噬细菌的中性粒细胞数和每个中性粒细胞中吞噬细菌的总数,按下列公式计算吞噬百分率及吞噬指数。

$$吞噬百分率 = \frac{吞噬细菌的中性粒细胞数}{100 个中性粒细胞} \times 100\%$$

$$吞噬指数 = \frac{100 个中性粒细胞吞噬细菌的总数}{100}$$

【注意事项】
1. 所有器材需洁净。
2. 血涂片必须在空气中自然干燥后再染色,避免加热干燥,否则会使细胞受热脱水而皱缩,影响吞噬现象的观察。
3. 越接近推片末梢,细胞数越多,因此计数时应取涂片的前、中、后三段计数,以提高准确率。

【思考题】
1. 中性粒细胞是如何发挥吞噬杀菌作用的?
2. 如何综合判断中性粒细胞的吞噬功能?

实验 4　硝基四氮唑蓝还原试验

【实验目的】
1. 掌握硝基四氮唑蓝还原试验测定中性粒细胞杀菌功能的原理及临床应用。
2. 了解中性粒细胞杀菌的机制。

【实验原理】
细胞生化功能的改变也可间接地反映有关细胞的非特异性免疫功能。当细菌感染时,中性粒细胞能量消耗剧增,耗氧量增加,葡萄糖磷酸戊糖途径被激活,以至中间代谢产物 6 - 磷酸葡萄糖大量增加,并在己糖磷酸化过程中氧化脱氢,其所脱的氢可被吞噬的或渗透到中性粒细胞胞质内的硝基四氮唑蓝(NBT)染料接受,使淡黄色的 NBT 还原成蓝黑色的甲臜,以折光性很强的点状或斑块状颗粒沉积于细胞内,此种细胞称为 NBT 阳性细胞。镜下计数 NBT 阳性细胞数量,便可推知中性粒细胞的杀菌功能。该方法简便、快速,便于重复,但特异性较差,易出现假阳性和假阴性结果。临床上慢性肉芽肿等吞噬细胞功能缺陷病因体内无 NBT 阳性细胞,故可作为该病的辅助诊断指标。

【实验器材和试剂】
1. 器材
玻璃滤器、碘酒与酒精棉球、采血针、血红蛋白吸管、载玻片、湿盒、注射器、滴管、移液器。
2. 仪器
显微镜、恒温培养箱。
3. 材料
新鲜肝素抗凝人静脉血。
4. 试剂
(1) NBT 染液:取 0.2g NBT 和 20mg 聚蔗糖溶于 100ml 生理盐水,用超细玻璃滤器过滤,分装,4℃保存。

（2）肝素溶液：用无菌生理盐水配制成 20U/ml 肝素溶液。

（3）其他：瑞氏-姬姆萨染液、甲醇、无菌生理盐水、蒸馏水等。

【实验操作】

1. 用移液器在洁净载玻片上滴加 20μl 肝素溶液。

2. 用 75%酒精棉球消毒手指和采血针,用采血针针刺,轻轻挤揉出血,用血红蛋白吸管吸取 40μl,与载玻片上的肝素溶液轻轻吹吸混匀。

3. 加一滴 NBT 染液于载玻片上,轻轻吹吸混匀。

4. 将载玻片置于湿盒中,放入 37℃恒温培养箱孵育 15min,取出后在室温放置 15min,轻轻摇匀。

5. 将载玻片上的样品制成血涂片（推片）,自然干燥后用甲醇固定 2～3min。

6. 取瑞氏-姬姆萨染液数滴覆盖于上述血涂片上,先染 1min,然后加等量蒸馏水,轻轻晃动混匀,继续染 5min,流水轻轻反面冲洗,自然晾干,油镜检查。

【实验结果】

计数 NBT 阳性百分率：

凡中性粒细胞胞质内含有斑点状或块状的甲臜颗粒沉积者为 NBT 阳性细胞,计数 100 个中性粒细胞中的 NBT 阳性百分率。百分率越高,说明中性粒细胞的吞噬功能越强。

正常人的 NBT 阳性百分率应在 10%以下；而全身细菌感染病人的 NBT 阳性百分率会大于 10%。NBT 阳性百分率可作为区别细菌性与病毒性感染的指标之一,因为病毒感染、无菌血症的局部感染或循环中无细菌产物（如内毒素）时,NBT 值正常。

【注意事项】

1. NBT 染液不易溶解,应过滤,不要残留颗粒,注意避光保存,不要被细菌污染。

2. 所用载玻片应洁净,避免玻璃表面因素引起 NBT 的还原作用。

3. 在吞噬试验中玻片不能干,否则吞噬作用不能进行。

4. 由于单核细胞还原 NBT 的能力很强,在计算 NBT 阳性细胞时应除外。

【思考题】

1. 中性粒细胞吞噬杀菌功能测定的方法有哪几种？其原理是什么？

2. 为何 NBT 还原试验可以区别受试者是被细菌感染还是被病毒感染？

实验 5 巨噬细胞吞噬功能的测定——大吞噬现象

【实验目的】

1. 掌握巨噬细胞吞噬功能测定的原理。

2. 熟悉巨噬细胞吞噬功能体外测定的操作方法。

【实验原理】

巨噬细胞具有吞噬较大颗粒性异物（如体内衰老的红细胞、绵羊红细胞、鸡红细胞等）的特性,在机体非特异性免疫中发挥重要作用。若将鸡红细胞注入小鼠腹腔,腹腔巨噬细胞可借助细胞表面的免疫识别受体或直接吞噬鸡红细胞,并进一步将其消化。取小鼠腹腔液涂片,染色后在显微镜下可见鸡红细胞被吞噬的现象。通过计数吞噬百分率和吞噬指数,可判断巨噬细胞的吞噬功能。并且通过观察红细胞被消化的程度,也可以判断巨噬细胞的消化能力。鸡红细胞呈橄榄球形,有清楚的细胞核,亦呈橄榄球形,染色后清晰可见,容易与小白鼠的红细胞相区别。该方法简便、易行,可用于某些药物的免疫调节机制的研究。

【实验器材和试剂】

1. 器材

眼科剪、眼科镊、注射器、移液器、洗耳球、Ep 管及载玻片等。

2. 仪器

显微镜。

3. 材料

昆明种小白鼠(6~8 周龄,体重约 20g)。

4. 试剂

(1) 5%淀粉溶液:5g 可溶性淀粉加入 100ml 肉汤培养液中,煮沸灭菌。

(2) 其他:2%鸡红细胞悬液、生理盐水、蒸馏水、瑞氏-姬姆萨染液、甲醇、香柏油、二甲苯。

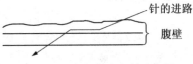

【实验操作】

1. 实验前 2 天,每天于小鼠腹腔以注射器注射已灭菌的 5%淀粉溶液,每只每天 1.5ml(图 2-4)。

图 2-4 小鼠腹腔注射示意图

2. 实验当天,再注射 2%鸡血细胞悬液 1ml 于小鼠腹腔内,并轻揉腹部。

3. 注射后 20~30min 将小鼠脱颈椎处死,用眼科剪剪开腹膜,再用移液器吸取 1ml 生理盐水冲洗腹腔并吸出腹腔液置于清洁 Ep 管内。

4. 滴 20μl 腹腔液于洁净载玻片上,推成薄片,自然干燥后用甲醇固定 4~5min。

5. 取瑞氏-姬姆萨染液数滴覆盖于上述血涂片上,先染 1min,然后加等量蒸馏水,用洗耳球轻轻吹气,使之与染液充分混匀,继续染 8min,流水反面冲洗,自然晾干。

【实验结果】

1. 高倍镜或油镜观察及绘制图片

镜下可见巨噬细胞的细胞核呈肾形或马蹄形,染成淡紫色,而胞浆染成浅灰蓝色;被吞噬的鸡红细胞呈椭圆形,核染成紫色,而胞浆染成淡红色(图 2-5)。边观察边绘制小鼠腹腔巨噬细胞吞噬鸡红细胞现象的图片。

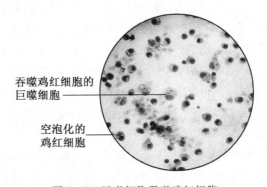

图 2-5 巨噬细胞吞噬鸡红细胞

2. 计数

油镜下计数100个巨噬细胞,记录吞噬鸡红细胞的巨噬细胞数及每个巨噬细胞吞噬的鸡红细胞总数,按下列公式计算吞噬百分率及吞噬指数。

$$吞噬百分率 = \frac{吞噬鸡红细胞的巨噬细胞数}{100个巨噬细胞} \times 100\%$$

$$吞噬指数 = \frac{100个巨噬细胞吞噬的鸡红细胞总数}{100}$$

吞噬百分率和吞噬指数高,表明巨噬细胞的吞噬能力强;反之则表示吞噬能力弱。此外,在计数时,也应注意鸡红细胞被消化的等级观察,借以判定巨噬细胞吞噬和消化功能,通常可分为4级,Ⅰ级表示吞噬功能,Ⅱ、Ⅲ、Ⅳ级表示消化功能的强弱。

Ⅰ级:被吞噬的鸡红细胞完整,未消化,胞浆浅红或浅黄绿色,胞核浅紫红色。

Ⅱ级:轻度消化,被吞噬的鸡红细胞的胞浆浅黄绿色,核固缩呈紫蓝色。

Ⅲ级:重度消化,被吞噬的鸡红细胞的胞浆淡染,胞核呈浅灰黄色。

Ⅳ级:完全消化,巨噬细胞内仅见形状类似鸡红细胞大小的空泡,边缘整齐,胞核隐约可见。

【注意事项】

1. 小鼠腹腔注射时切勿刺伤内脏。
2. 用移液器吸取腹腔液时应尽量避免损伤血管,以免因出血而影响实验结果。
3. 鸡红细胞被吞噬的时间过长则可被消化,时间过短则尚未被吞噬,因此必须掌握好吞噬作用的时间。

【思考题】

1. 哪些细胞具有吞噬作用?有何区别?
2. 设计一个实验,以测定某一药物对巨噬细胞吞噬功能的影响。

实验6　NK细胞杀伤功能的测定

【实验目的】

掌握MTT法测定NK细胞自然杀伤活性的原理和方法。

【实验原理】

NK细胞即自然杀伤(natural killer,NK)细胞,是体内无需抗原刺激即可杀伤靶细胞的淋巴细胞,无MHC限制性,约占淋巴细胞总数的10%。NK细胞具有抗肿瘤和抗病毒作用,同时也参与抑制排斥反应和某些自身免疫病的发生。NK细胞的检测包括数量测定和杀伤活性测定。本实验介绍其杀伤活性的测定方法。

人的NK细胞测定主要是从外周血中分离单个核细胞作为效应细胞,由于人NK细胞与小鼠NK细胞活性测定方法类似,因此本实验以小鼠脾NK细胞活性测定方法为例。小鼠脾细胞中含有大量的NK细胞,将小鼠处死,无菌取脾,制备脾细胞悬液,并与一定数量的YAC-1细胞(小鼠NK敏感靶细胞)共同孵育。脾细胞中的NK细胞去攻击YAC-1,使YAC-1细胞损伤、死亡。噻唑蓝(MTT)是水溶性浅黄色物质,经活细胞内线粒体代谢而生成蓝紫色的甲臜结晶,沉积于细胞内和细胞周围,在一定条件下甲臜的生成量与活细胞的数量呈正比关系,因此通过测定其 OD 值可反映 NK 细胞的杀伤活性。MTT 比色法测定 NK 细胞活性,具有操作简便、快速、无放射性污染等特点。

【实验器材和试剂】

1. 器材

96 孔细胞培养板、移液器、烧杯、平皿、离心管、镊子、解剖盘等。

2. 仪器

酶标仪、离心机、CO_2 细胞培养箱。

3. 材料

(1) BALB/c 小鼠(6~8 周龄,体重约 20g)。

(2) 靶细胞:YAC-1 细胞,复苏细胞,均培养至对数生长期。

4. 试剂

(1) 0.5mg/ml MTT 溶液:用 0.1mol/L PBS 配制,临用前配制并过滤除去不溶性颗粒。

(2) 酸化异丙醇溶液:须新鲜配制,异丙醇与浓盐酸以 300∶1 的体积比充分混匀。

(3) 其他:10% FCS 的 RPMI-1640 细胞培养液、Hanks' 液、75% 乙醇。

【实验操作】

1. 脾细胞悬液的制备

将小鼠脱颈椎处死,放入盛有 75% 乙醇的烧杯中,消毒 3~5min,取出小鼠置解剖盘中,无菌操作取出脾脏,放入含有 Hanks' 液的平皿中,漂洗干净,用镊子轻轻将脾撕碎并研磨制备成细胞悬液,取少量计数。脾细胞悬液 1500r/min 离心 10min,弃上清,用 10% FCS 的 RPMI-1640 细胞培养液将细胞浓度稀释成 4×10^6 个/ml。

2. YAC-1 细胞的制备

于实验前一周复苏 YAC-1 细胞,用 10% FCS 的 RPMI-1640 培养液进行传代培养,每 3~4 天换液一次。收集对数生长期细胞于 50ml 离心管内,1500r/min 离心 10min,重悬于新鲜 10% FCS 的 RPMI-1640 细胞培养液中,使细胞浓度为 1×10^5 个/ml。

3. 加样

取靶细胞(YAC-1 细胞)和效应细胞(脾细胞)悬液各 50μl 于 96 孔细胞培养板内混匀,同时设单独效应细胞对照孔和单独靶细胞对照孔,每个样品分别设 3 个复孔。

4. 培养

将 96 孔细胞培养板置于 37℃、5% CO_2 细胞培养箱中孵育 4h。

5. 细胞毒反应程度的测定

取出细胞培养板,1500r/min 离心 10min,弃上清,每孔加入 10μl 新鲜配制的 MTT 溶液,充分混匀。将细胞培养板重新置于 CO_2 培养箱中,继续孵育 4h。细胞培养板 1500r/min 离心 10min,弃上清,加入酸化异丙醇溶液 100μl,充分溶解细胞及甲臜颗粒,最后用酶标仪读取各孔吸光度(OD)值,测定波长为 570nm,参考波长为 630nm。

【实验结果】

实验结果可用 NK 细胞的细胞毒活性(杀伤率)表示,其计算公式如下:

$$\text{细胞毒活性} = \frac{OD_E - OD_T - OD_{(E+T)}}{OD_T} \times 100\%$$

式中：OD_E 表示效应细胞孔 OD 值；OD_T 表示靶细胞孔 OD 值；$OD_{(E+T)}$ 表示效靶混合细胞孔 OD 值。

【注意事项】

1. 脾细胞活性直接关系到实验结果的好坏，因此，在进行脾细胞制备过程中应注意低温操作，确保活细胞率在 95% 以上。

2. 甲臢颗粒必须溶解充分，否则将直接影响测定结果。

3. 细胞培养板弃上清时应小心，切勿将细胞弃掉。

4. 效靶比例将会影响实验结果，每次最好取两三个效靶比例，调整细胞浓度时应准确。

【思考题】

1. 简述 MTT 法测定细胞毒活性程度的原理及优点。

2. 测定人 NK 细胞活性时应选用哪一种细胞株作为靶细胞？

3. 还有哪些方法可以测定 NK 细胞的活性？比较其优缺点。

实验 7 溶菌酶的溶菌作用

【实验目的】

掌握溶菌酶对革兰氏阳性菌的杀菌作用机制。

【实验原理】

溶菌酶是一种相对分子质量约为 14700 的碱性蛋白质，主要由吞噬细胞合成并分泌，属乙酰氨基多糖酶，不耐热。其等电点较高，约为 11，因此能与细菌牢固结合。溶菌酶的杀菌机理是其作用于细菌细胞壁的肽聚糖，切断其结构中的 N-乙酰葡萄糖胺和 N-乙酰胞壁酸之间的 β-1,4-糖苷键，使细胞壁被破坏，导致细菌死亡或裂解。由于细菌细胞壁的重要功能之一是保护细菌，即抗低渗作用，故细菌失去细胞壁的保护作用后，在低渗环境中可发生溶解。溶菌酶的主要作用对象是革兰氏阳性菌。由于革兰氏阴性菌细胞壁肽聚糖外还有脂多糖、外膜和脂蛋白结构，故在一般情况下溶菌酶不易发挥直接作用。溶菌酶还有激活补体和促进吞噬的作用。

溶菌酶广泛存在于机体的泪液、痰液、唾液、鼻腔分泌液及血清等体液中。检测体液中溶菌酶杀菌的水平在一定程度上可反映单核巨噬细胞系统的功能状态。

【实验器材和试剂】

1. 器材

无菌打孔器（孔径 2mm）、无菌毛细吸管、平皿、三角尺、移液器等。

2. 仪器

恒温培养箱。

3. 材料

唾液（用无菌平皿收集唾液，可在同学间收集）。

4. 试剂

（1）溶壁微球菌（*Micrococus lysodeikticus*）：本菌是从空气中分离出的一种革兰氏阳性菌，无致病性，菌落呈黄色，在普通琼脂培养基上生长良好，每月传代一次或冻干保存。用于制备溶壁微球菌琼脂平板。

(2) 标准溶菌酶：称取 5mg 溶菌酶标准纯品，用 0.15mol/L PBS(pH 6.4)配制成 1000μg/ml 的原液，并稀释为 100、50、10μg/ml 的标准液，置于冰箱中保存。用于做阳性对照及制备标准曲线。

【实验操作】

1. 在溶壁微球菌琼脂平板上用无菌打孔器打孔，用针头挑出孔内琼脂，孔径约 2.5mm 左右，孔距 15～20mm。

2. 用移液器取新鲜收集的唾液 25μl，加入琼脂孔内。同时，将不同稀释度的标准溶菌酶液 25μl 加至同一板上各相应孔内，作为阳性对照。

3. 平板置 37℃ 恒温培养箱 18～24h 后观察结果。

4. 加样孔和标准溶菌酶孔周围的溶壁微球菌被溶解，可见圆形透亮区，即溶菌环。溶菌环的大小与溶菌酶的含量成正比。

5. 用三角尺测量小孔周围溶菌环的直径，并做记录，可与标准溶菌酶阳性对照做比较。

6. 如需定量测定样品(唾液)中的溶菌酶含量，可将上述各种稀释度的溶菌酶标准液分别加入小孔中，同法测定溶菌环直径。用半对数坐标纸，以标准溶菌酶浓度为纵坐标，标准溶菌环直径为横坐标，绘制标准曲线。样品中的溶菌酶含量可从标准曲线上查出。

【实验结果】

1. 绘制标准溶菌酶浓度-标准溶菌环直径的标准曲线。

2. 观察溶菌环的形成，并计算样品中的溶菌酶含量。

【注意事项】

1. 溶壁微球菌琼脂平板上打孔的孔径和孔距要掌握好，以免影响实验结果。

2. 唾液需新鲜收集。

【思考题】

1. 溶菌酶是如何发挥溶菌作用的？有何生物学意义？

2. 为何要对溶菌酶的杀菌能力进行定量测定？

实验 8　补体的溶血反应

【实验目的】

1. 掌握补体溶血反应的基本原理。

2. 熟悉补体溶血反应的操作。

【实验原理】

补体(complement,C)是存在于正常人和动物血清和组织液中的一组经活化后具有酶活性的蛋白质。作为抗原的绵羊红细胞(SRBC)可与其相应的抗体(IgM 类或 IgG1、IgG2、IgG3 亚类)特异性结合，通过经典途径激活补体而致红细胞裂解释放出血红蛋白，称为补体的溶血反应。

【实验器材和试剂】

1. 器材

小试管、移液器。

2. 仪器

恒温水浴箱。

3. 材料

(1) 抗原：2%绵羊血红细胞(SRBC)生理盐水悬液。

(2) 抗SRBC抗体(即溶血素)：用绵羊红细胞多次免疫同一只异种动物(如家兔)产生的主要含IgG类(包括IgG1、IgG2、IgG3亚类)特异性抗体的免疫血清，用生理盐水稀释成实验所需的溶血单位浓度(1∶100)。

(3) 补体：豚鼠新鲜血清，用生理盐水稀释成实验所需的溶血单位浓度(1∶30)。

4. 试剂

生理盐水。

【实验操作】

1. 取4支小试管，编号后按表2-1所示加入各实验材料。

表2-1 补体溶血实验加样表

单位：ml

试管编号	2%绵羊红细胞	溶血素	补体	生理盐水
1	0.25	0.25	0.25	0.25
2	0.25	0.25	—	0.5
3	0.25	—	0.25	0.5
4	0.25	—	—	0.75

2. 将上述4支试管振荡混匀，放入37℃水浴箱内，20～30min后观察并记录结果。

【实验结果】

若管内液体呈透明深红色，则发生了溶血；若管内液体呈浑浊浅红色，则不发生溶血。

【注意事项】

1. 所用玻璃器皿一定要清洁干燥。

2. 取样品的吸管不能混用，加量力求准确。

3. 补体、绵羊红细胞、溶血素要新鲜配制。补体容易失活，最好置于冰浴中。

【思考题】

1. 人类血型不符的输血引起的溶血反应与本实验有何异同？

2. 补体溶血反应的原理是什么？

实验9 血清总补体活性的测定

【实验目的】

1. 掌握血清总补体活性测定的原理。

2. 熟悉血清总补体活性测定的方法。

【实验原理】

补体能使溶血素(抗绵羊红细胞抗体)致敏的绵羊红细胞发生溶血,当致敏的绵羊红细胞浓度恒定时,在一定范围内溶血程度与补体含量和活性成正比关系。因此,将新鲜待测血清做不同稀释后,与致敏红细胞反应,测定溶血程度,即可判定血清的总补体活性。由于在50%溶血(50% complementhemolysis,CH_{50})时,其溶血程度与补体含量和活性的关系最为敏感,近似呈直线关系,故以CH_{50}作为最小血清量判定终点,可测知总补体溶血活性。血清总补体活性CH_{50}的计算公式为:

$$血清总补体活性 CH_{50}(U/ml) = \frac{1}{引起 50\%溶血管血清量(ml)} \times 血清稀释倍数$$

临床上,CH_{50}测定结果可用于超敏反应性疾病的辅助诊断,也可作为病情变化的观测指标。

【实验器材和试剂】

1. 器材

试管、吸管。

2. 仪器

水浴箱、离心机、可见分光光度计。

3. 材料

待测人血清(取新鲜血分离血清,须无溶血、无污染,不超过2h)。

4. 试剂

(1) 2% SRBC悬液:新鲜脱纤维绵羊血或Alsever液保存的SRBC(4℃可保存3周),用约10倍体积生理盐水洗2次,第3次用缓冲盐水,2000r/min离心10min。取压积SRBC以缓冲盐水配成2%细胞悬液。为使浓度标准化,可将2% SRBC悬液用缓冲盐水稀释25倍,于可见分光光度计(542nm)中测定吸光度(以缓冲盐水校正吸光度至0%)。每次实验用红细胞的浓度吸光度必须一致。

(2) 缓冲盐水(pH 7.4):取NaCl 75g、1mol/L HCl 177ml、三乙醇胺28ml、$MgCl_2 \cdot 6H_2O$ 1.0g、$CaCl_2 \cdot 2H_2O$ 0.2g。先将NaCl溶于700ml蒸馏水中,再加入HCl和三乙醇胺。将$MgCl_2 \cdot 6H_2O$ 和$CaCl_2 \cdot 2H_2O$分别用2ml蒸馏水溶解后,逐一缓慢加入,再用蒸馏水加至1000ml,4℃保存。临用前取上述溶液1份加9份蒸馏水混匀,4℃保存待用。

(3) 溶血素:按说明书所标效价以缓冲盐水稀释至2单位。如效价为1:8000,使用时稀释成1:4000。

(4) 致敏SRBC:2% SRBC悬液加等量2单位溶血素,混匀,置37℃水浴10min。

(5) 50%溶血标准管:取2% SRBC悬液2ml,加入蒸馏水8ml,混匀使完全溶血,然后取此液体2ml,加入pH 7.4的缓冲盐水2ml,混匀后即为50%溶血标准管。

(6) 其他:生理盐水、蒸馏水等。

【实验操作】

1. 取待测人血清0.2ml,加入缓冲盐水3.8ml,做1:20稀释。

2. 取10支洁净干燥的试管编号,按表2-2所示加入各试剂,混匀,将试管置于37℃水浴30min。

表 2-2 CH_{50} 法测定总补体活性实验加样表

单位：ml

试管编号	1:20 稀释血清	缓冲盐水(pH 7.4)	致敏 SRBC	溶血素	CH_{50}/(U/ml)
1	0.10	1.40	1.0	0.5	200
2	0.15	1.34	1.0	0.5	133
3	0.20	1.30	1.0	0.5	100
4	0.25	1.25	1.0	0.5	80
5	0.30	1.20	1.0	0.5	66.6
6	0.35	1.15	1.0	0.5	57.1
7	0.40	1.10	1.0	0.5	50
8	0.45	1.05	1.0	0.5	44.4
9	0.50	1.00	1.0	0.5	40
10	—	1.50	1.0	0.5	—

3. 将上述各试管经 2000r/min 离心 5min，取上清液与 50%溶血标准管目视比较，观察溶血程度。取与 50%溶血标准管最接近的一管在可见分光光度计上读取吸光度值 A_{542}（0.5cm 比色杯，以缓冲盐水作为空白调零）。

本法测定的正常值范围为 50～100 U/ml。

【实验结果】

取上述离心后的各反应管与 50%溶血标准管比较。可以用目测法或比色法。以吸光度与标准管相同的待测血清最高稀释管作为判定终点管。

表 2-2 中提供各管相应补体活性，可直接查出，第 10 管是空白对照管，不能溶血。

【注意事项】

1. 实验所用玻璃器皿一定要清洁干燥，酸碱均能影响测定的准确性。
2. 待测血清标本应无溶血，无乳糜，无污染，必须新鲜，若室温放置 2h 以上，会使补体活性下降。
3. 缓冲盐水、致敏 SRBC 均应新鲜配制。缓冲盐水若被细菌污染应弃用，否则会导致自发溶血。
4. 测定需在 0～4℃进行，试管需预冷，可保持补体活性。
5. 补体的溶血活性与反应时缓冲液的 pH 值、离子强度、钙镁离子量、绵羊红细胞量、反应总体积及反应温度均有一定关系，因此实验时需对反应的各个环节做严格控制。

【思考题】

1. 试述血清总补体活性测定的原理及临床意义。
2. 补体的溶血活性为何以 50%溶血程度作为判定反应标准？

实验 10　直接凝集反应

【实验目的】
1. 熟悉玻片凝集与微量滴定凝集反应的操作方法。
2. 掌握细菌鉴定的原理、方法及应用。

【实验原理】
凝集反应是免疫学实验中最基本的实验。它可以利用已知抗原检测未知的抗体（如病人的血清标本），也可以用已知的抗体诊断未知的抗原（如病人体内分离的病原微生物），因此在临床免疫学诊断中具有十分重要的作用。

大分子颗粒性抗原（如细菌、螺旋体、红细胞等）与其相应的抗体相结合，在适当条件（合适的温度、pH、电解质等）下，经过一定时间可出现肉眼可见的凝集团块，称为凝集反应（agglutination reaction）。

玻片凝集反应是在载玻片上将细菌等颗粒性抗原与其相应抗体混合，在适当电解质存在的条件下，如两者可发生特异性结合而形成肉眼可见的凝集团块，则为阳性反应；若混合后均匀浑浊，无凝集团块，则为阴性反应。本法一般均用于诊断未知抗原，如用已知的免疫血清诊断未知的细菌或进行人类ABO血型鉴定等。该方法由于简便，并具有较高的灵敏性和一定的特异性，故迄今仍为各实验室所应用。玻片凝集反应的时间较短（应在2～5min左右出现凝集现象），因而免疫血清的浓度应相应提高（如该免疫血清微量滴定凝集效价在1∶1280以上时，应做1∶20稀释以作为玻片凝集的抗体最适稀释度）。本实验方法只能用作定性实验。

微量滴定凝集试验的应用一般为以标准抗原（已知抗原）来测定免疫血清或患者血清中抗体的效价。如在一系列稀释的血清中（例如1∶5、1∶10、1∶20、1∶40、1∶80等），能与抗原发生明显凝集反应的最高稀释度的倒数，即为该免疫血清的效价。假如从1∶10至1∶40的稀释度有凝集反应，1∶80的没有凝集反应，则血清效价为40。

【实验器材和试剂】
1. 器材

载玻片、96孔细胞培养板、移液器。

2. 仪器

恒温培养箱、冰箱。

3. 材料

(1) 大肠杆菌琼脂斜面菌种：大肠杆菌悬液（每毫升含9亿个大肠杆菌的生理盐水悬液，并经60℃加热0.5h）。

(2) 大肠杆菌免疫血清：生理盐水稀释的1∶10大肠杆菌免疫血清。

4. 试剂

生理盐水。

【实验操作】
1. 玻片凝集试验

(1) 在洁净载玻片两端各滴20μl大肠杆菌悬液。

(2) 在一端的菌悬液中加入 20μl 1∶10 稀释的大肠杆菌免疫血清,另一端的悬液中加入 20μl 生理盐水。

(3) 小心地振动载玻片使混合液混匀后于室温中静置,数分钟(1~3min)后便可观察到在免疫血清端产生凝集团块,而另一端为生理盐水对照,则不出现凝集反应。若凝集反应不明显,可放入培养皿中(皿内放入湿滤纸,以保持一定湿度),37℃保温 30min 后观察结果。亦可在显微镜下观察凝集团块的出现,如图 2-6 所示。

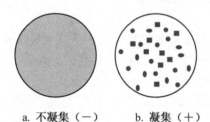

a. 不凝集(一)　　b. 凝集(+)

图 2-6　玻片凝集反应

2. 微量滴定凝集试验

(1) 在微量反应板(96 孔)上安排好一横排,并用标签做好标记。

(2) 在微量反应板上按表 2-3 所示进行血清凝集效价的测定。

表 2-3　微量滴定凝集法实验加样表

单位:μl

孔号	1	2	3	4	5	6	7	8(对照)
生理盐水 大肠杆菌免疫血清	50 50	50 50	50 50	50 50	50 50	50 50	50 50	50 (弃 50)
菌液	50	50	50	50	50	50	50	50
血清稀释度	1∶40	1∶80	1∶160	1∶320	1∶640	1∶1280	1∶2560	—

37℃培养 60min,冰箱过夜观察

于一横排的 1~8 孔的每孔中各加入 50μl 生理盐水。在一横排的第 1 孔内加入 1∶10 稀释的大肠杆菌免疫血清 50μl,从第 1 孔开始做连续倍比稀释至第 7 孔,从第 7 孔中吸出 50μl 弃去,第 8 孔不加血清作为对照。

血清倍比稀释方法:用移液器将第 1 孔的溶液连续吸吹 3 次,使其充分混匀后吸出 50μl 移入第 2 孔,同法吸吹 3 次使充分混匀后吸出 50μl 移入第 3 孔……如此做倍比稀释至第 7 孔,吸吹混匀后吸出 50μl 弃去。

血清倍比稀释完毕后,分别在一横排的第 1~8 孔内每孔加入大肠杆菌菌液 50μl。加样顺序应由后往前加,即是由第 8 孔(对照孔)加起,逐个向前加至第 1 孔。

(3) 充分混匀后,置 37℃恒温培养箱孵育 1h 后,冰箱过夜,第二天观察并记录结果。

【实验结果】

1. 玻片凝集试验

将实验结果记录于表 2-4。

表2-4 玻片凝集现象

玻片反应样品	大肠杆菌免疫血清＋大肠杆菌	生理盐水＋大肠杆菌
结果		

(阴性以"－"表示;阳性以"＋"表示)

2. 微量滴定凝集试验

将实验结果记录于表2-5。

表2-5 不同血清稀释度凝集现象

试管编号	1	2	3	4	5	6	7	8
血清稀释度								
结果								

先观察生理盐水对照孔(第8孔)。此孔细菌应不发生凝集反应,液体浑浊,管底沉淀呈圆形,边缘整齐。此沉淀物为细菌悬液静置1h因重力作用自然下沉的结果。然后自第1孔开始依次观察孔内液体的浑浊程度及孔底凝集块的大小,如表2-6和图2-7所示。

表2-6 凝集程度的判定方法

孔底凝集现象	上清液	凝集程度判断
全部凝集	澄清透明	＋＋＋＋(最强凝集)
大部分凝集	基本透明	＋＋＋(强凝集)
有明显凝集	半透明	＋＋(中度凝集)
很少凝集	基本浑浊	＋(弱凝集)
不凝集	浑浊	－(不凝集)

　＋＋＋＋　　　　　　　＋＋＋　　　　　　　＋＋　　　　　　　＋　　　　　　　－

图2-7 孔底凝块观察及判定

3. 免疫血清抗体效价的测定

凝集效价(血清凝集滴度)的判定,通常是指将标本做一系列倍比稀释后进行反应,以能与一定量的抗原发生肉眼可见的明显凝集(＋＋)的血清最高稀释度为血清凝集效价。

【注意事项】

1. 应熟练掌握移液器的使用,做到取样和加样的准确。
2. 做血清倍比稀释时应仔细且逐孔进行,防止跳管。
3. 观察结果时切勿振摇微量反应板,以免将凝集物摇散而影响结果的判定。
4. 判定效价应以血清最终稀释度为准。
5. 凝集反应只有在抗原和抗体有适当的比例时才能出现肉眼可见的凝集团块。若抗原或抗体过多,均不形成肉眼可见的凝集物,称为前带现象,出现该情况,应加大抗体稀释倍数后重新试验。

【思考题】
1. 凝集反应为什么要有电解质存在?所做的玻片凝集的阳性端有无电解质?
2. 加抗原时,为何要从最后一管加起?

实验11　间接凝集抑制试验

【实验目的】
掌握间接凝集抑制试验的原理及方法。

【实验原理】
将含有可溶性抗原的待测样品与已知抗体混合作用一定时间后,再加入用相应抗原致敏的载体乳胶颗粒。若待测样品中含有相应抗原,便可与加入的抗体特异性结合,当再加入致敏乳胶颗粒后,就没有相应的抗体与乳胶颗粒表面的抗原结合而不发生凝集现象,此为间接凝集抑制试验(图2-8),可用于可溶性抗原的检测。因此,在此试验中,不发生凝集者为阳性,表明待测样品中含有相应的抗原;发生凝集者为阴性,提示待测样品中无相应抗原。此法在临床上常用于某些传染病的辅助诊断或妊娠的早期诊断。

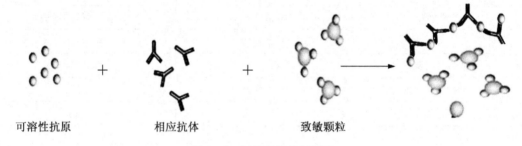

可溶性抗原　　　相应抗体　　　致敏颗粒

图2-8　间接凝集抑制试验

本实验以检测人绒毛膜促性腺激素(HCG)为例介绍间接胶乳凝集抑制试验。孕妇尿液中含有HCG,正常人尿中无HCG。先将待测孕妇尿液与已知抗HCG抗体作用,从而抑制了抗HCG与致敏胶乳颗粒表面上的HCG结合,于是胶乳凝集被抑制。该实验以聚苯乙烯胶乳颗粒作为载体。

【实验器材和试剂】
1. 器材
载玻片、滴管、牙签、移液器、记号笔。
2. 仪器
显微镜。
3. 材料
孕妇HCG阳性尿液、正常尿液、待测尿液。
4. 试剂
HCG致敏的聚苯乙烯胶乳颗粒、兔抗人HCG免疫血清。

【实验操作】
1. 将一张载玻片用记号笔分为3格(表2-7),于第1、2、3格内分别加入50μl待测尿液、孕妇尿液、正常尿液。

表2-7 乳胶妊娠试验程序

编号	1	2	3
操作步骤	待测尿液	孕妇HCG阳性尿液	正常尿液
	抗HCG免疫血清	抗HCG免疫血清	抗HCG免疫血清
	致敏乳胶	致敏乳胶	致敏乳胶
结果	＋或－	＋	－

("＋"表示阳性;"－"表示阴性)

2. 于每格内各加入50μl兔抗人HCG免疫血清。分别用牙签将反应液充分搅拌均匀,静置1~2min。
3. 于每格内各加入50μl HCG致敏乳胶试剂,分别用牙签搅拌均匀。静置3min后观察结果。孕妇尿液格内呈均匀浑浊的乳液状,即不发生凝集反应,为阳性。正常尿液格内出现均匀白色细小的颗粒状凝集物,即发生了凝集反应,为阴性。

【实验结果】
若待测尿液格内为乳液状,则妊娠试验为阳性;若出现细小凝集物,则为阴性。

【注意事项】
1. 所用诊断试剂必须是在有效期内,应保存在4℃下,切勿冻存。用前应使试剂接近室温并充分摇匀。
2. 待测尿液以晨尿最好(HCG含量最高),及时送检或冰箱冷藏。
3. 加样不宜过多,玻片应平置,以防两格之间反应液溢流相混。搅拌用的牙签不能共用。
4. 应在15℃以上试验,若温度过低可适当延长观测时间。如肉眼观察不够清楚,可置于显微镜下观察。

【思考题】
1. 简述胶乳妊娠试验的原理。如何判断是否妊娠?
2. 为何滴加抗HCG后要充分混匀?
3. 直接凝集试验与间接凝集试验有何区别?

实验12 对流免疫电泳试验

【实验目的】
1. 掌握对流免疫电泳的原理和方法。
2. 了解对流免疫电泳的用途。

【实验原理】
沉淀反应是指可溶性抗原与相应抗体在一定条件下结合并出现肉眼可见的沉淀物的一

种血清学反应。对流免疫电泳是将经典沉淀反应与电泳技术相结合而设计的一项实验。带电的胶体颗粒可在电场中移动,其移动方向与胶体颗粒所带电荷的性质有关。多数蛋白质抗原在偏碱性(pH 8.6)的缓冲液中带负电荷,若将抗原加于琼脂板阴极端的小孔中,在适当的直流电场的作用下,从阴极向阳极移动;而抗体大多为球蛋白,所暴露的极性基团极少,其等电点较高(pH 6~7),故可解离的极性基团也很少,而且相对分子质量较大,移动较慢,在电场中主要因电渗作用而流向阴极。这样就使得抗原和抗体定向对流。当抗原抗体在两孔间相遇时,在两者比例适当处则形成乳白色沉淀线。

【实验器材和试剂】

1. 器材

载玻片、移液器、琼脂板打孔器、吸管。

2. 仪器

电泳仪、电泳槽。

3. 材料

甲胎蛋白(AFP)待测血清、肝癌病人阳性血清。

4. 试剂

0.05mol/L 巴比妥缓冲液(pH 8.6)、琼脂粉。

【实验操作】

1. 制备琼脂板

按需要量称取琼脂粉,用 pH 8.6 的 0.05mol/L 巴比妥缓冲液配制成 12g/L 的琼脂巴比妥溶液,用吸管吸取琼脂巴比妥溶液 4ml,浇注于洁净载玻片上,制成厚薄均匀的琼脂板,待琼脂凝固(约 10~15min)。

2. 打孔

用打孔器在载玻片上打孔,孔径约 3mm,抗原抗体孔间距约 5mm,抗原孔间距 2mm。

3. 加样

用移液器将待测血清和阳性对照血清各 10μl 分别加在阴极侧孔内,对应阳极侧孔各加 10μl 抗 AFP 抗体。

4. 电泳

将加好样品的琼脂板放入电泳槽中,抗体端接阳极,抗原端接阴极,4 层纱布做引桥,使琼脂板两端与电泳槽缓冲液连接,控制电流强度在 3~4mA/cm(玻片宽度),电泳 40~60min。

【实验结果】

观察两孔间抗原抗体复合物形成的白色沉淀线。若待测血清和抗体孔之间有吻合沉淀线出现,则待测血清为阳性(含有甲胎蛋白),否则为阴性,如图 2-9 所示。

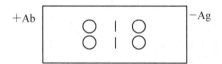

图 2-9 琼脂对流免疫电泳实验示意图

【注意事项】
1. 切勿弄破琼脂板,浇制琼脂板时要求厚薄均匀、无气泡,动作要匀速,过快易使琼脂溢出玻片,过慢易导致边加边凝固,使琼脂凹凸不平。
2. 抗原、抗体的电极方向不能加反。抗原、抗体的比例必须适合,否则常因抗原过量而导致假阳性。
3. 电泳所需时间与孔间距离有关,若孔间距较大,则电泳时间需适当延长。

【思考题】
1. 电泳时,为何抗原端置于阴极,而抗体端置于阳极?
2. 对流免疫电泳试验中,抗体为什么会泳向阴极?

实验 13　B 淋巴细胞溶血空斑形成试验

【实验目的】
掌握 B 淋巴细胞溶血空斑形成试验的原理、方法及用途。

【实验原理】
溶血空斑形成试验是体外检测和计数 B 细胞抗体产生能力的一种常用方法,即通过检测空斑形成细胞(plaque-forming cell,PFC),反映 B 细胞产生抗体的能力。当 B 细胞受抗原或有丝分裂原刺激后,可分化增殖为浆细胞,并分泌大量抗体。当 B 细胞功能减弱或有缺陷时,则表现为抗体形成细胞减少和血清 Ig 量的减少。PFC 检测方法很多,主要有盖玻片法、琼脂固相法、小室液相法、单层细胞法等。本试验以盖玻片法和琼脂固相法为例。

该试验的原理是用一定量绵羊红细胞(SRBC)免疫小鼠,4d 后取脾制成脾细胞悬液,与高浓度的 SRBC、补体混合孵育,其中,B 淋巴细胞分泌的抗体(IgM 类)可与 SRBC 特异性结合,在补体作用下,使其周围的 SRBC 溶解,形成肉眼可见的透明的溶血空斑。一个空斑即代表一个抗体形成细胞,每个空斑的大小表示该 B 细胞产生抗体能力的强弱,空斑的数量可反映机体总的抗体产生能力和体液免疫功能。该试验方法简便易行,稳定性、重复性较好,临床上可用于探讨机体免疫机制,研究药物对机体免疫功能的影响和作用机制,分析判断药物的疗效和副作用等。

【实验器材和试剂】
1. 器材
眼科剪、眼科镊、不锈钢筛、试管、平皿、注射器、载玻片、盖玻片、湿盒等。
2. 仪器
恒温水浴箱、冰箱、培养箱、显微镜、离心机。
3. 材料
(1) 昆明种小白鼠(6~8 周龄,体重约 20g)。
(2) SRBC 悬液:取绵羊血,经 Hanks' 液洗涤 3 次,配制成 $2×10^9$ 个/ml 的细胞悬液。
(3) 补体:取 3 只以上未免疫豚鼠的新鲜血清混合。取压积 SRBC,按 SRBC 与豚鼠血清 1:(4~6)的比例加入压积 SRBC,混匀,置 4℃冰箱 30min,2000r/min 离心 20min 去除 SRBC,以吸收豚鼠血清中可能存在的抗 SRBC 抗体,防止假空斑的出现。

4. 试剂

Hanks'液(pH 7.2)、胎牛血清(56℃、30min灭活)、琼脂糖、RPMI-1640细胞培养液、台盼蓝染液。

【实验操作】

1. 免疫小鼠

腹腔注射 $2×10^9$ 个/ml 的 SRBC 悬液 1ml 或尾静脉注射 0.2ml。

2. 制备脾细胞悬液

将免疫后 4~5d 的小鼠脱颈椎处死,剖腹取脾,除去脂肪和筋膜,放入含有10%胎牛血清-Hanks'液的平皿中,剪碎,研磨,过200目不锈钢筛,使其成单个脾细胞悬液。用 Hanks'液洗涤2次,每次1500r/min离心5min,并配制成 $1×10^7$ 个/ml 的脾细胞悬液。台盼蓝染色,细胞活率应大于90%,于4℃冰箱备用。

3. 盖玻片法

(1) 制备琼脂糖凝胶

取0.1g琼脂糖,加入Hanks'液20ml,配制成5g/L的琼脂糖凝胶,置48℃水浴备用。

(2) 制备SRBC-补体悬液

取补体0.9ml,加入压积SRBC 0.1ml充分混匀后于37℃备用。

(3) 制片

于一试管内分别加入脾细胞悬液0.1ml、SRBC-补体悬液0.1ml、琼脂糖凝胶0.8ml,充分混匀后,取0.1ml滴于37℃预温的洁净载玻片上,加上盖玻片,置湿盒内,37℃培养箱孵育1h后观察结果。

4. 琼脂固相法

(1) 制备底层琼脂糖凝胶

用Hanks'液配制14g/L的琼脂糖溶液,加热融化后置于直径7.5cm的平皿内,每皿3.5ml,使其均匀平铺,凝固后置4℃冰箱中备用。

(2) 制备表层琼脂糖凝胶

试验组取 $1×10^7$ 个/ml 脾细胞悬液0.1ml,对照组取等量的正常小鼠脾细胞悬液,分别与0.1ml $2×10^9$ 个/ml SRBC悬液混匀,同时迅速加入到保温于48℃水浴中的3.5ml浓度为0.7%的琼脂糖管中,摇匀后迅速将混合物倾倒于铺有底层琼脂糖凝胶的平皿内,轻摇使其铺开,待凝固后,37℃培养箱孵育1h。

(3) 加入补体

取出平皿,每皿加入1:10 Hanks'液稀释的豚鼠新鲜血清2ml,均匀覆盖凝胶表面,置于37℃培养箱中孵育30min。

【实验结果】

1. 空斑

肉眼观察可见空斑大小均匀,边缘整齐,圆形透明,如果肉眼难以分辨,可在低倍镜下鉴定,空斑的中央有淋巴细胞,周围为透明区。

2. 空斑计数

一般以3~5个平皿上的空斑平均数为该组的空斑数。一个空斑代表一个PFC,计数每块玻片或每个平皿的空斑数,算出每个脾脏中的PFC数。

【注意事项】

1. 制备表层琼脂时要充分混匀细胞,但要避免产生气泡。应放置于水平台上倾注琼脂以保证琼脂糖凝胶均匀光滑。

2. 最好选用近亲系小鼠,杂种动物个体差异大,难以比较,并且鼠龄与体重应基本一致。

3. 加入的补体应均匀覆盖于表层琼脂糖凝胶上。

4. 离体的脾细胞应放置冰浴中,防止抗体分泌和细胞死亡。

【思考题】

1. 什么是溶血空斑形成试验?可以用哪些方法检测?

2. 检测 B 细胞功能的体内外试验有哪些?有何优缺点?

3. 本实验中,绵羊红细胞有何作用?

实验 14　人外周血单个核细胞的分离

【实验目的】

1. 掌握密度梯度离心法分离人外周血单个核细胞的原理和实际操作方法。

2. 了解单个核细胞分离在免疫学实验中的重要性与用途。

【实验原理】

人类外周血含有多种细胞,其中单个核细胞(peripheral blood mononuclear cell,PBMC)包括淋巴细胞和单核细胞。PBMC 是进行细胞免疫试验最常用的细胞。其相对密度介于 1.075～1.090 之间,体积、形状和相对密度与其他血细胞不同。红细胞和粒细胞的相对密度较大,约为 1.092;血小板的相对密度为 1.030～1.035。因此,利用一种相对密度为 1.077 左右、接近等渗的分离液做密度梯度离心,可使一定相对密度的细胞群按相应密度梯度分布,从而使各种血细胞得以分离(图 2-10)。其中,红细胞和粒细胞由于相对密度较大而沉于管底;PMBC 由于相对密度较小而浮于介质上,呈白色膜状,吸出该层细胞,即可获得较纯的 PMBC。目前广泛使用的分离液是等渗的葡聚糖-泛影葡胺(Ficoll-Hypaque)混合液。此法操作简便,分离纯度高(90%以上),一般每毫升健康成人血可分离出 $1×10^6$～$2×10^6$ 个单个核细胞。

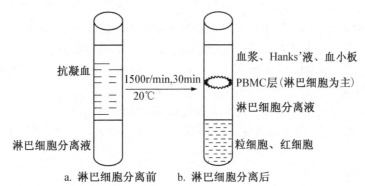

图 2-10　Ficoll 密度梯度离心法分离单个核细胞

【实验器材和试剂】

1. 器材

离心管、吸管、移液器、注射器、无菌试管、血细胞计数板及盖玻片等。

2. 仪器

倒置显微镜、水平式离心机。

3. 材料

肝素抗凝的人外周血。

4. 试剂

(1) 淋巴细胞分离液(Ficoll-Hypaque)：市售或自配，相对密度为 $1.077±0.001$。

(2) 其他：Hanks'液(无 Ca^{2+}、Mg^{2+}，pH 7.2～7.4)、125～250U/ml 肝素溶液、0.4%的台盼蓝染液。

【实验操作】

1. 静脉取血 3ml，置于盛有肝素(约 25U/ml 血)的无菌试管中摇匀，用等量 Hanks'液稀释血液，并用吸管反复抽吸使其充分混匀，避免产生气泡。

2. 取淋巴细胞分离液 2ml 自管底加入离心管中，应避免分离液液面以上的管壁受污染。

3. 用移液器吸取约 4ml 左右稀释血液，在离分离液液面上 1cm 处，沿 45°倾斜的试管壁缓缓加入(分离液与稀释血液体积比为 1:2)，使稀释血液平铺于分离液之上，应注意保持两种液体界面清晰，勿使血液混入分离液内，并且二者高度之和不应超过离心管的 4/5。

4. 将离心管置水平离心机中，18～22℃，2000r/min 离心 20min。离心完毕后，可见离心管中分为四层，最上层为血浆、Hanks'液及血小板；第二层为白色云雾状狭窄带，主要含 PBMC；第三层为分离液；第四层为粒细胞和红细胞沉于管底。

5. 将最上层血浆层小心吸弃。将吸管轻轻插到白色云雾层，沿管壁小心吸取单个核细胞层，移入另一离心管中。要尽量将白膜层吸取完全，但要避免吸入其他的细胞成分，以免影响分离效果。

6. 在单个核细胞的离心管中加入 5 倍以上体积的 Hanks'液，充分混匀，1500r/min 离心 10min，吸弃上清。重复洗涤 2 次，吸弃上清，以去除混杂于其中的血小板和其他成分。

7. 最后一次弃上清后，加入适量的 Hanks'液重悬细胞，用移液器取细胞悬液约 $20\mu l$ 置于血细胞计数板内。

【实验结果】

1. 在显微镜下，用 10× 物镜观察计数板四角大方格中的细胞数(细胞压线时，遵照计数原则，计上不计下，计左不计右)。将计数结果代入下式，得出细胞密度：

细胞密度＝细胞数/悬液体积＝(4 个大格细胞数之和/4)$\times 10^4 \times$稀释倍数

2. 取 2 滴细胞悬液和 2 滴 0.4% 的台盼蓝染液混匀，静置 5～10min 后取样 1 滴于洁净玻片上，加盖玻片，用高倍镜镜检。活细胞排斥染料不被着色，折光性强；而死细胞因胞膜通透性增加使染料渗入呈蓝色，略膨大。计数 200 个细胞，计算出活细胞百分率。一般细胞活性应在 95% 以上。

【注意事项】

1. 温度将直接影响到 Ficoll-Hypaque 的相对密度和分离效果，当温度在 18～22℃时，其相对密度为 1.077±0.001,所以在实验前,应将所需 Ficoll-Hypaque 置室温 15～20min,使其温度达到 18℃ 左右。

2. 将稀释的抗凝血加于分离液上时,应沿管壁缓慢加入,动作要轻,使分离液与血液的界面十分清晰,避免血液冲散分离液面或与分离液混合而影响分离效果。

3. 用吸管吸取单个核细胞层时,动作要轻巧,最好一次吸完,应避免将白色云雾层冲散。

4. 取样计数前,应充分混匀细胞悬液,加样量不宜过多,以免溢出盖玻片或带有气泡而影响计数的准确性。

5. 本法要求细胞密度不少于 10^4 个/ml。分离后的单个核细胞宜保存于 1～4℃,可减少细胞的代谢活动。切勿迅速改变细胞所处的温度,以免造成"温度"休克。

6. 所用玻璃器皿应洁净。若制备的单个核细胞悬液要用于细胞培养,则上述操作都要在无菌条件下进行,所有器材和试剂都应无菌。

【思考题】

1. 采用 Ficoll-Hypaque 分离液分离单个核细胞时,为什么要保持适当的温度、速度和时间?
2. 若要从 PBMC 中进一步分离 T、B 淋巴细胞,可采用哪些方法?

实验 15 E 花环形成试验

【实验目的】
1. 掌握 E 花环形成试验的原理。
2. 熟悉 E 花环形成试验的操作方法。

【实验原理】

人外周血 T 淋巴细胞表面具有绵羊红细胞(SRBC)受体,即 E 受体(ER)。在体外一定条件下将人 T 淋巴细胞与 SRBC 混合并紧密接触时,可形成以 T 细胞为中心、周围粘附着多个 SRBC 的玫瑰花样花环,在光镜下清晰可见,这称为 E 花环试验(erythrocyte rosette test)(图 2-11)。常用的有总 E(Et,t 为 total 的缩写)花环试验和活性 E(Ea,a 为 active 的缩写)花环试验。Et 代表被检标本中 T 淋巴细胞的总数,一般不反映机体的细胞免疫功能。Ea 则反映对 SRBC 具有高亲和力的 T 细胞数,这部分 T 细胞能反映 T 细胞的体内功能活性,可用于反映机体细胞免疫功能和动态变化。E 花环试验主要用于了解机体细胞免疫功能状况,目前广泛应用于肿瘤免疫、移植免疫及免疫性疾病的机制研究,也能为某些疾病的诊断和防治提供免疫学方面的重要参考。

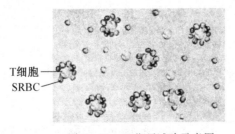

图 2-11 E 花环试验示意图

【实验器材和试剂】

1. 器材

无菌试管、注射器、毛细吸管、离心管、血细胞计数板、载玻片。

2. 仪器

离心机、恒温水浴箱、显微镜、冰箱。

3. 材料

(1) 肝素抗凝人静脉血。

(2) SRBC悬液：取新鲜绵羊血以1∶1的比例与Alsever's血球保存液混合，置4℃备用，2周内使用。

4. 试剂

(1) 淋巴细胞分离液(Ficoll-Hypaque)：市售或自配，相对密度为1.077±0.001。

(2) 其他：Hanks'液(无 Ca^{2+}、Mg^{2+}，pH 7.2)、阿氏(Alsever's)溶液、0.8%戊二醛、20%小牛血清、肝素、瑞氏-姬姆萨染液。

【实验操作】

1. 以无菌操作抽取患者静脉血2ml，加入盛有肝素(约25U/ml血)的抗凝无菌试管内，混匀。

2. 取2ml Hanks'液于上述试管中稀释血液，然后将稀释血液缓慢加入盛有2ml淋巴细胞分离液的试管中，切勿打乱交界液面，保持分离液液面之上的管壁不受污染。

3. 平衡试管重量后置于水平离心机内以2000r/min离心20min。

4. 用毛细吸管小心吸取血浆层和分离液层之间的白色膜状的淋巴细胞层，置于另一支离心管里。将之用Hanks'液洗涤两次，最后用含20%小牛血清的Hanks'液将细胞浓度调成 $2.5×10^6$ 个/ml。

5. 将Alsever's液保存的SRBC悬液5ml用Hanks'液洗涤三次，弃上清，将压积SRBC用Hanks'液配成 $2×10^8$ 个/ml的细胞悬液。

6. Et花环试验：将刚配制的T淋巴细胞悬液0.1ml和SRBC细胞悬液0.1ml混匀(两细胞数合适比例为1∶100)，置于37℃水浴5min，水平离心机500r/min低速离心5min，然后静置于4℃冰箱中2h或过夜。取出后弃去大部分上清液，轻轻摇匀沉淀的细胞使细胞悬起，沿管壁缓慢滴加0.8%戊二醛0.2ml，室温下静置5min以固定细胞。取一滴细胞涂片，自然干燥后用瑞氏-姬姆萨染液染色10min，流水冲洗，干燥后用高倍镜或油镜观察。凡淋巴细胞周围有三个或以上SRBC紧密附着者，即为E花环形成细胞。

7. Ea试验：将刚配制的T淋巴细胞悬液0.1ml和SRBC 0.02ml混匀(两细胞数比例为1∶20)，立即500r/min低速离心5min，弃去大部分上清，轻轻混匀后立即加0.8%戊二醛固定，再涂片，染色，其余方法同Et试验。

【实验结果】

在显微镜下，淋巴细胞呈蓝紫色或淡蓝色，SRBC不着色。随机计数200个淋巴细胞，记录其中形成花环的和未形成花环的淋巴细胞数，然后根据下列公式计算E花环百分率：

$$E花环百分率 = \frac{形成花环细胞数}{形成花环细胞数 + 未形成花环细胞数} × 100\%$$

一般健康人外周血 Et 花环百分率约为 60%～80%，Ea 花环百分率约为 20%～40%。

【注意事项】

1. 一定要用新鲜血，从采血到测定不要超过 4h，分离的淋巴细胞保存时间也不要超过 3h，否则会影响细胞活性，并且 SRBC 受体会从 T 细胞表面脱落。

2. 计数 E 花环前，重悬和混匀细胞时要轻柔，不能用力吹打，否则花环会解离消失。

3. Et 花环试验受温度影响较大，整个操作过程的室温以 15～23℃ 为宜，过高或过低会使 E 花环形成率降低。

【思考题】

1. E 花环形成的原理是什么？有何用途？为什么测 Ea 比 Et 更有意义？

2. 重悬细胞时为何只能轻缓旋转试管，而不能用力吹打细胞悬液？加入戊二醛固定的目的是什么？

实验 16　豚鼠速发型过敏反应

【实验目的】

1. 掌握豚鼠速发型超敏反应的发生机制。

2. 熟悉过敏反应的表现。

【实验原理】

速发型超敏反应即 I 型超敏反应，亦称过敏反应。当豚鼠初次注射异种蛋白抗原（如马血清）后，经一定的潜伏期，可以产生特异性 IgE，IgE 可吸附于组织、血管周围的肥大细胞和血液中的嗜碱性粒细胞表面，使机体致敏。若致敏机体再次接触相同的过敏原，则过敏原可迅速与细胞表面 IgE 结合，使肥大细胞、嗜碱性粒细胞脱颗粒。释放的组胺、白三烯等生物活性介质作用于局部效应器官，引起小血管扩张、毛细血管通透性增高、平滑肌收缩、腺体分泌增加，从而出现局部过敏反应。如果这些生物活性介质为全身性释放，则发生全身过敏反应，甚至引发过敏性休克、死亡。此型超敏反应发生快，具有严格的特异性，也与个体差异和遗传背景有关。常见的有过敏性休克、呼吸道过敏反应、消化道过敏反应、皮肤过敏反应等。此型过敏反应使机体出现功能紊乱性疾病，一般不产生严重的组织损伤。本试验以豚鼠为对象，介绍马血清引起的豚鼠速发型超敏反应。

【实验器材和试剂】

1. 器材

注射器、眼科剪、眼科镊。

2. 材料

健康成年豚鼠（体重约 200g）。

3. 试剂

按 1∶10 生理盐水稀释的马血清、生理盐水、碘酒等。

【实验操作】

1. 取 2 只豚鼠，以 A、B 编号。

2. 按表 2-8 所示进行注射。

表 2-8 豚鼠过敏反应操作

	豚鼠 A	豚鼠 B
马血清	0.1ml 皮下注射	—
生理盐水	—	0.1ml 皮下注射
间隔 2~3 周		
马血清	2ml 心内注射	2ml 心内注射
1~5min 左右观察结果		

【实验结果】

注射马血清后密切观察动物状态。豚鼠 A 注射抗原后数分钟后可出现不安、用前爪搔鼻、咳嗽、打喷嚏、耸毛、痉挛、大小便失禁、呼吸困难、站立不稳、全身倒向一侧等症状，严重时最后窒息而死于过敏性休克。症状较轻者可逐渐恢复而不死亡，此时动物处于脱敏状态，在短时间内注射同种过敏原，则不出现过敏症状，但是此后仍可处于致敏状态。豚鼠 B 无任何症状。

将死亡豚鼠解剖，可见肺高度水肿，是支气管平滑肌痉挛的结果。而豚鼠胃肠蠕动正常，颜色亦正常。

【注意事项】

1. 豚鼠心内注射时，应先固定好动物，以免划破心脏。于心跳最明显处进针，当见到注射器内有回血时再注入过敏原。
2. 由于动物个体的差异，大多数豚鼠会发生过敏性休克，但有少数豚鼠不出现明显过敏反应症状。

【思考题】

1. 速发型超敏反应是如何发生的？有何症状？为何一般不会造成严重的组织损伤？
2. 若豚鼠出现严重过敏反应症状，应如何进行抢救？
3. 临床上注射抗毒素血清治疗时为何必须要先给患者做皮肤试验？

实验 17　豚鼠结核菌素试验

【实验目的】

1. 掌握迟发型超敏反应发生的机制。
2. 掌握结核菌素试验的原理、判断依据及临床意义。

【实验原理】

迟发型超敏反应是由致敏 T 淋巴细胞与相应抗原结合而引起的以淋巴细胞和单核巨噬细胞浸润为主的渗出性炎症反应。结核菌素为结核杆菌的菌体成分，当注入机体皮内，若受试者曾被结核杆菌感染或接种过卡介苗（BCG），则结核菌素可与体内致敏的 T 淋巴细胞特异性结合，释放多种淋巴因子，于注射后 48~72h 在注射局部形成以单核细胞浸润为主的炎症，表现为红肿、硬结，甚至皮肤溃烂。据此可判断机体的致敏状态和细胞免疫功能。

【实验器材和试剂】

1. 器材

眼科剪、卡介苗注射器及针头、毫米刻度尺。

2. 材料

健康成年豚鼠(体重约200g)。

3. 试剂

BCG、1∶1000无菌生理盐水稀释的旧结核菌素(old tuberculin,OT)、无菌生理盐水、75%酒精。

【实验操作】

1. 取两只豚鼠,其中一只于两个月前曾注射卡介苗,用剪刀剪净豚鼠背部之毛,并用酒精棉球消毒之。

2. 用卡介苗注射器吸取1∶1000的旧结核菌素(OT),于两只豚鼠皮内各注入0.1ml,以形成明显的丘状突起为宜。

3. 注射后48~72h观察局部皮肤反应,用毫米刻度尺测量红肿、硬结的纵横直径。

【实验结果】

观察局部皮肤反应,情况可分为以下几种:

1. 无反应(一)。

2. 有轻度的浸润肿块,直径5~10mm,隆起达2mm,四周皮肤红肿范围更大(+++)。

3. 有广泛浸润块,皮肤发红,红肿硬块直径大于15mm,有水泡和坏死现象,甚至出现体温升高(++++)。

【注意事项】

1. 需掌握皮内注射技术,以免影响实验结果。

2. 测量肿块要准确。

【思考题】

1. 迟发型超敏反应的原理是什么?

2. 结核菌素试验有何临床意义?

第二章 免疫学综合性实验

实验 18 T 淋巴细胞增殖试验

T 淋巴细胞表面具有非特异性有丝分裂原受体,如植物血凝素(PHA)受体和刀豆蛋白(ConA)受体等。在体内或体外遇到有丝分裂原或特异性抗原刺激后,可出现细胞体积增大、胞质增加、核染色质疏松呈网状、代谢旺盛、蛋白质及核酸合成增加的现象,同时细胞形态转化为淋巴母细胞,这称为淋巴细胞增殖试验或淋巴细胞转化试验。依其 T 淋巴细胞转化率的高低可测定 T 细胞的应答功能,从而反映机体的细胞免疫水平。因此,该试验是细胞免疫学功能检测的一项基本技术,既可用于临床上作为测定机体细胞免疫功能的指标之一,也可用于免疫药理学的研究。

通过观察淋巴母细胞的不同特点,目前有多种方法可用于淋巴细胞增殖程度的检测。如根据其形态学改变,可通过显微镜观察进行形态学计数法检测;根据细胞内蛋白质及核酸合成增加的特点,可通过 ^{3}H-胸腺嘧啶核苷(^{3}H-TdR)掺入法检测;根据细胞代谢功能旺盛的特点,可通过 MTT 法进行检测。以下将对它们进行详细介绍。

一、形态学计数法(体内法)

【实验目的】
1. 掌握形态学计数法检测淋巴细胞增殖的原理和方法。
2. 掌握 T 淋巴母细胞的形态特点。

【实验原理】
体外培养的 T 淋巴细胞,在受植物血凝素(PHA)等非特异性有丝分裂原的刺激后,T 淋巴细胞表面的 PHA 受体与 PHA 结合,进行有丝分裂,可转化为淋巴母细胞,细胞的形态和结构发生明显的改变,表现为细胞体积变大,胞浆增多而深染,出现空泡、核仁明显等。在显微镜下可观察到细胞转化的典型形态,如图 2-12 所示。计数转化细胞的百分率可反映机体的细胞免疫功能状态。

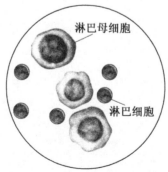

图 2-12 淋巴细胞转化示意图

【实验器材和试剂】

1. 器材

肝素抗凝管、滴管、吸管、刻度离心管、试管、载玻片、细胞培养瓶。

2. 仪器

CO_2 细胞培养箱、显微镜、离心机、超净台。

3. 材料

肝素抗凝人静脉血。

4. 试剂

RPMI-1640 细胞培养液、植物血凝素（PHA）、香柏油、二甲苯、Hanks' 液、8.5g/L NH_4Cl 溶液、瑞氏-姬姆萨染液、生理盐水、肝素。

【实验操作】

1. 取细胞培养瓶，在超净台内按无菌操作加入 3ml RPMI-1640 细胞培养液。

2. 取无菌肝素抗凝血 1ml 加入上述含培养液的细胞培养瓶中。

3. 按每 5ml 培养液加入 5mg/ml PHA 溶液 0.2ml，使培养基中 PHA 的浓度达到 200~300μg/ml。对照瓶不加 PHA。

4. 混匀后将细胞培养瓶置 37℃、5% CO_2 细胞培养箱孵育 72h，培养期间每天摇动一次。

5. 培养结束后吸弃瓶内大部分上清液，取 NH_4Cl 溶液 4ml 加入瓶内，充分混匀后移入离心管内，置 37℃水浴 10min 以溶解红细胞。

6. 在离心管内加适量生理盐水混匀后，1000r/min 离心 10min，弃上清，洗涤 2 次，摇匀沉淀细胞，涂片，干燥，用瑞氏-姬姆萨染液染色约 15min，反面流水冲洗，自然干燥后镜检。

【实验结果】

1. 油镜观察

根据细胞核大小、胞核和胞浆的比例等特征进行判别。转化过程中，可见到以下几种类型的细胞，有成熟淋巴细胞、过渡型淋巴细胞、淋巴母细胞。其具体形态特征见表 2-9 和图 2-12。

表 2-9 淋巴细胞转化的形态学特征

细胞分类	转化的淋巴细胞		未转化的淋巴细胞
	淋巴母细胞	过渡型细胞	
胞体直径/μm	10~30	12~16	6~8
细胞核	大，嗜碱性弱	增大，嗜碱性弱	较小，嗜碱性强
染色质	疏松，呈颗粒状	疏松	致密团聚
核仁	清晰可见 1~3 个	有或无	无
有丝分裂	有时可见	无	无
胞质	丰富，嗜碱性	增多，嗜碱性	较少
空泡	常可见	有或无	无
伪足	常可见	有或无	无

2. 转化率的计算

在油镜下按上述分类检查推片的头、中、尾三段,计数 200 个淋巴细胞,包括转化的和未转化的淋巴细胞,根据淋巴细胞转化的形态学特征计算出淋巴细胞的转化率。其中,过渡型淋巴细胞和淋巴母细胞作为转化细胞。

$$淋巴细胞转化率 = \frac{转化细胞数}{转化细胞数 + 未转化细胞数} \times 100\%$$

淋巴细胞转化率能反映细胞的免疫功能。在正常情况下,PHA 诱导的淋巴细胞转化率为 60%~80%;若低于 50%,则为细胞免疫功能降低。

【注意事项】

1. 本试验要求严格无菌操作,防止污染。
2. PHA 的加入量要适当,剂量过多对细胞有毒性,过少则不足以刺激淋巴细胞转化。试验前须先测定 PHA 转化反应剂量。

二、^{3}H-TdR(^{3}H-胸腺嘧啶核苷)掺入法

【实验目的】

掌握 ^{3}H-TdR 掺入法检测淋巴细胞增殖的原理和方法。

【实验原理】

T 淋巴细胞受特异性抗原或 PHA 激活后,细胞可发生有丝分裂。当进入细胞周期 S 期时,DNA 合成量显著增加,细胞转化程度越高,DNA 合成也越多。此时若在细胞培养液中加入氚(^{3}H)标记的 DNA 前体物质胸腺嘧啶核苷(TdR),则 ^{3}H-TdR 可作为合成 DNA 的原料被摄入细胞,掺入新合成的 DNA 链中。细胞增殖越快,掺入的放射性核素也越多。培养终止后,根据同位素掺入细胞的量可推测淋巴细胞对刺激物的应答水平,从而判断 T 细胞的增殖程度。

该方法较形态学计数法客观、灵敏、重复性好、应用广泛,但需特定的仪器设备,并且有放射性污染的危险。

【实验器材和试剂】

1. 器材

多头细胞收集器、玻璃纤维滤纸、闪烁杯、96 孔细胞培养板。

2. 仪器

CO_2 细胞培养箱、液体闪烁计数仪、烘箱。

3. 材料

肝素抗凝人静脉血。

4. 试剂

(1) 脂溶性闪烁液:2,5-二苯基噁唑(PPO)4g、1,4-双(5-苯基-2-噁唑基)苯(POPOP)0.4g 溶于 800ml 二甲苯中,混匀即可。

(2) ^{3}H-TdR 工作液:临用前用 RPMI-1640 培养液稀释成 100μCi/ml。

(3) 其他:淋巴细胞分离液、蒸馏水、RPMI-1640 培养液、1mg/ml 植物血凝素溶液、无水乙醇、肝素。

【实验操作】

1. 以常规无菌操作分离外周血单个核细胞(见实验 14),用 RPMI-1640 培养液调细胞

浓度为 10^6 个/ml,加入到 96 孔细胞培养板中,每孔 $100\mu l$。

2. 每孔加 PHA 溶液 $100\mu l$,每个样品做三个复孔,另三个孔不加 PHA 作对照。置 37℃、5%CO_2 细胞培养箱孵育约 3d。

3. 终止培养前 12h,每孔加入 ^{3}H-TdR 工作液 $20\mu l$,继续培养。

4. 终止培养后,用多头细胞收集器将细胞收集于直径 24mm 的玻璃纤维滤纸上,抽气过滤并用蒸馏水充分洗涤。加适量无水乙醇抽吸脱水。

5. 将玻璃纤维滤纸置 50~80℃烤干后,分别将滤纸放入闪烁杯中,每杯加脂溶性闪烁液 5ml,置液体闪烁计数仪内测定各管的每分钟脉冲数(单位为 cpm)。

【实验结果】

实验结果以转化值和刺激指数(SI)表示,可由液体闪烁计数仪记录的每分钟脉冲数(单位为 cpm)按以下公式计算得到:

转化值=试验组每分钟脉冲数平均值－对照组每分钟脉冲数平均值

$$刺激指数(SI)=\frac{PHA 刺激管的每分钟脉冲数平均值}{对照管(未加 PHA)的每分钟脉冲数平均值}$$

【注意事项】

1. ^{3}H-TdR 掺入法需具备特定的仪器设备,而且使用放射性核素 ^{3}H-TdR 易造成环境污染,因此须在有严格控制的实验室内进行,避免污染。

2. 本实验中,细胞培养时间较长,应注意无菌操作,防止因污染导致实验失败。

3. 闪烁液应充分溶解,一般可重复使用 3~5 次,在重复使用前应先测本底,若大于 250cpm,则应弃用。

三、MTT 比色法

【实验目的】

掌握 MTT 比色法检测淋巴细胞增殖的原理和方法。

【实验原理】

MTT 法即四甲基偶氮唑盐微量酶反应比色法,是 Mosmann 于 1983 年首创的,是通过测定细胞能量代谢水平间接反映细胞增殖情况的一种检测方法。MTT 是一种淡黄色的噻唑盐,化学名为 3-(4,5-二甲基-2-噻唑)-2,5-二甲基溴化四唑。其测定原理是活细胞内线粒体琥珀酸脱氢酶能将四氮唑化合物(MTT)由黄色还原为紫蓝色的甲臜(formazan)沉积于细胞内或细胞周围,甲臜可溶于有机溶剂(如二甲基亚砜、酸化异丙醇等),可用酶标仪测定细胞培养物的 OD 值。因甲臜产生的量与细胞活化增殖的程度成正比,故可根据 560nm 处测得的 OD 值反映细胞活化增殖的情况。本方法敏感性不如 ^{3}H-TdR 掺入法,但操作简便、经济,并且无放射性污染。

【实验器材和试剂】

1. 器材

96 孔细胞培养板。

2. 仪器

酶标仪、CO_2 细胞培养箱。

3. 材料

肝素抗凝人静脉血。

4．试剂

(1) 5mg/ml MTT 溶液：用 pH 7.4 的 0.1mol/L PBS 配制成 5mg/ml 的 MTT 储存液,经 0.22μm 滤膜过滤除菌,分装,4℃避光保存。2 周内有效。

(2) 其他：淋巴细胞分离液、0.04mol/L 盐酸-异丙醇、RPMI-1640 细胞培养液、Hanks'液、PHA、肝素等。

【实验操作】

1．以常规无菌操作分离外周血单个核细胞(见实验 14),用 RPMI-1640 培养液调细胞浓度至 10^6 个/ml,加入 96 孔细胞培养板中,每孔 $100\mu l$。

2．试验孔每孔加 $10\mu g/ml$ PHA 溶液 $100\mu l$,每个样品设三个复孔,另三孔不加 PHA 作为对照。混匀后置 37℃、5% CO_2 细胞培养箱孵育约 68h。

3．每孔吸弃上清液 $100\mu l$,加 MTT 溶液 $10\mu l$,混匀后继续培养 4h。

4．培养结束时每孔加 $100\mu l$ 盐酸-异丙醇,轻微震荡使甲臜充分溶解,静置约 10min。

5．置酶标仪上分别在波长 570nm 和 630nm 下测定 OD 值。

【实验结果】

以刺激指数(SI)判断淋巴细胞的增殖程度,其计算公式如下：

$$刺激指数(SI) = \frac{试验组 OD_{570} - 试验组 OD_{630}}{对照组 OD_{570} - 对照组 OD_{630}}$$

【注意事项】

1．淋巴细胞须新鲜制备,否则会影响实验结果。

2．加入盐酸-异丙醇后须在 1h 内完成测定。若来不及测定,可将未加盐酸-异丙醇的培养板置 4℃冰箱保存,测定前取出,室温放置数分钟后再加盐酸-异丙醇,依上法测定。

3．本实验需要培养 2~3d 才能观察结果,应注意无菌操作,以避免因污染而导致实验失败。

【思考题】

1．淋巴细胞增殖试验与 E 花环试验的原理有何不同？它们的检测有何临床意义？

2．淋巴细胞增殖试验常用的方法有哪些？试分析其优缺点。

实验 19　白细胞介素-2 的生物学活性的测定

【实验目的】

1．掌握白细胞介素-2 生物学活性测定的原理。

2．熟悉白细胞介素-2 生物学活性测定的方法和结果计算。

【实验原理】

白细胞介素-2(IL-2)是由活化的 Th 细胞产生的淋巴因子,是 T 淋巴细胞进行增殖分化以及维持 T 细胞在体外生长所必需的一种重要的细胞因子。IL-2 活性测定是基于 IL-2 能维持 IL-2 依赖细胞的代谢和存活,促进这类细胞的增殖。MTT 比色法的原理是,当细胞增殖活跃时,线粒体中琥珀酸脱氢酶活性增加,该酶能使黄色的 MTT 氧化后形成紫蓝色的甲臜(formazan)颗粒沉积于细胞内,蓝色甲臜(formazan)颗粒的量与 IL-2 的活性水平成正比关系,因此可通过比色法进行定量分析。本试验选用对 IL-2 呈依赖性的 T 淋巴细胞株(如 CTLL-2)为待测细胞,该细胞只有在 IL-2 存在的条件下才能增殖、分裂。

【实验器材和试剂】

1. 器材

96 孔细胞培养板、多头细胞收集器、移液器。

2. 仪器

CO_2 细胞培养箱、酶标仪、振荡器。

3. 材料

IL-2 标准品、待测 IL-2 样品、CTLL-2 细胞株。

4. 试剂

RPMI-1640 培养液、5mg/ml MTT 溶液、二甲基亚砜 DMSO。

【实验操作】

1. 制备 CTLL-2 细胞悬液

取生长旺盛的 CTLL-2 细胞,用 RPMI-1640 培养液将细胞洗涤 3 次,1500r/min 离心 5min。制成细胞悬液,用培养液配成 2×10^5 个/ml 细胞悬液。

2. 加样

将标准品和待测样品做倍比稀释后,向 96 孔细胞培养板内分别加入不同稀释度的样品和标准品 100μl,每个稀释度做三个复孔,并设三个对照孔。每孔再加 100μl 培养液及 100μl CTLL-2 细胞悬液,混匀,置 37℃、5% CO_2 细胞培养箱孵育 36h。小心吸弃上清液 100μl,每孔加入 MTT 溶液 20μl,于振荡器上振荡 1min,置 37℃、5% CO_2 细胞培养箱孵育 2h 后,取出培养板,2000r/min 离心 5min,小心吸弃上清液,每孔再加入 DMSO 120μl,振荡 30s,使充分混匀。

3. 检测

在酶标仪波长 570nm 处测定 OD 值,将待测样品的 OD 值与标准品 OD 值比较后,可求得待测样品的 IL-2 活性单位。

【实验结果】

可按以下公式计算待测样品中 IL-2 的活性:

$$x=\frac{d}{D}\times a$$

式中:x 为待测样品 IL-2 活性单位,单位为 U/ml;a 为标准品 IL-2 的活性单位,单位为 U/ml;d 为待测样品达 50% 最大增殖的稀释度;D 为标准参考样品在 50% 最大增殖的稀释度。

【注意事项】

1. MTT 溶液须现配现用,尽量避免光照,若有蓝色颗粒需过滤后再用。

2. 检测 IL-2 活性前需充分洗涤 CTLL-2 细胞,以除去原生长培养液中残留的 IL-2,以减少误差。

【思考题】

1. MTT 比色法检测 IL-2 活性的原理是什么?还有哪些方法可以检测 IL-2 的活性?各有何优缺点?

2. 影响 IL-2 活性测定结果的因素有哪些?

实验 20　酶联免疫吸附试验

【实验目的】
1. 掌握酶联免疫吸附试验的基本原理和临床意义。
2. 学习酶联免疫吸附试验的操作技术。

【实验原理】
酶联免疫吸附试验(enzyme linked immunosorbent assay,ELISA)是一种固相酶免疫测定技术,可检测体液中微量的特异性抗原或抗体。将已知抗体(或抗原)包被在固相载体表面后,按不同的步骤加入待测抗原(或抗体)和酶标抗体,充分反应后洗涤,使固相上形成的抗原抗体复合物与其他物质进行分离,并洗去游离的酶标抗体,最后加入酶的作用底物,根据产物颜色的深浅或测其 OD 值,而对标本中的抗原(或抗体)进行定性或定量分析。该技术具有灵敏度高、特异性强、操作简便、结果易观察等特点,因而成为免疫标记技术中最常用的方法之一,目前广泛应用于生命科学和医学等领域。

ELISA 的测定方法有多种,常用的有间接法(图 2-13)、双抗体夹心法(图 2-14)和竞争法。间接法是检测抗体最常用的方法;双抗体夹心法是检测抗原最常用的方法;竞争法既能检测抗原,也能检测抗体。以下介绍间接法和双抗体夹心法。间接法的原理是将抗原结合到固相载体上,当加入阳性标本后,相应抗体将结合到固相抗原上,再加入酶标记的二抗,形成抗原-抗体-酶标抗体大分子复合物,洗涤后加底物显色可检测出标本中与固相抗原结合的抗体。双抗体夹心法的原理是将抗体与固相载体连接,加入待测标本,若是阳性标本,则相应的抗原与固相抗体发生特异性结合反应,再加入已知的酶标抗体,形成抗体-抗原-酶标抗体大分子复合物,此时若加入酶底物,底物则被酶催化生成有色产物,最后借助反应体系的颜色变化及呈色深浅来推断样品中抗原或抗体的有无及含量。

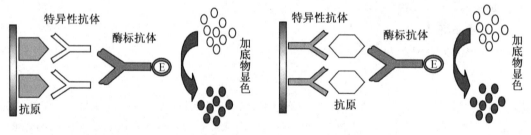

图 2-13　ELISA 间接法　　　　　图 2-14　ELISA 双抗体夹心法

一、ELISA 间接法

【实验器材和试剂】
1. 器材

酶标板、吸水纸、移液器、试管。

2. 仪器

酶标仪、恒温水浴箱、冰箱。

3. 材料

诊断用伤寒O菌液、待测血清、阳性对照血清和阴性对照血清(由试剂盒生产厂家提供)。

4. 试剂

(1) 酶标第二抗体:辣根过氧化物酶标记抗人IgG抗体。

(2) 包被缓冲液(0.05mol/L Na_2CO_3 - $NaHCO_3$缓冲液,pH 9.6):配制方法见附录二。

(3) 洗涤液(0.02mol/L Tris-HCl-Tween 20,pH 7.4):配制方法见附录二。

(4) 样本稀释液(PBS-Tween 20,pH 7.4):配制方法见附录二。

(5) 辣根过氧化物酶底物液(0.1mg/ml TMB-过氧化氢尿素溶液):配制方法见附录二。

(6) 终止液(2mol/L H_2SO_4溶液):配制方法见附录二。

【实验操作】

1. 包被抗原

将诊断用伤寒O菌液用包被缓冲液进行1:20稀释,在酶标板每孔中加入100μl,置37℃作用4h或4℃冰箱作用18~24h。

2. 洗涤

弃去孔中液体,用洗涤液洗3次,每次2min。在吸水纸上充分拍干,置4℃储存备用。

3. 加入待测样品

用样本稀释液对待测样品进行适当稀释。将稀释好的样品及阳、阴性对照血清置于酶标板反应孔中,每孔100μl,每份样品均设3个复孔,同时设一空白对照孔,于37℃恒温水浴孵育30min。

4. 洗涤

取出酶标板,弃去孔中液体,用洗涤液洗3次,每次2min。置于吸水纸上充分拍干。

5. 加入酶标第二抗体

用样本稀释液对酶标第二抗体进行适当稀释,并加入反应孔中,每孔100μl,置于37℃恒温水浴箱孵育30min。

6. 洗涤

同第4步。

7. 加入底物显色

按照顺序每反应孔加100μl辣根过氧化物酶底物液,置37℃避光显色15min。

8. 终止反应

当阳性对照孔出现明显颜色变化或阴性对照孔稍有颜色变化时,每孔加入终止液50μl(或1滴)终止反应,于10min内测定实验结果。以空白对照调零,用酶标仪在450nm波长处测定OD值。

【实验结果】

1. 肉眼判定

在白色背景下观察各孔的显色情况,有明显显色者为阳性,不显色者为阴性。

2. 酶标仪测定

每孔加终止液后,在450nm波长下测OD值。先测阴性对照OD值(N),再测待测孔OD值(P)。当$P/N \geqslant 2.1$时,判为阳性;$P/N < 2.1$时,判为阴性。

二、ELISA 双抗体夹心法

【实验器材和试剂】

1. 器材

酶标板、吸水纸、移液器、试管。

2. 仪器

酶标仪、恒温水浴箱、冰箱。

3. 材料

待测血清、甲胎蛋白阳性和阴性血清。

4. 试剂

(1) 抗甲胎蛋白抗体。

(2) 辣根过氧化物酶(HRP)标记抗体。

(3) 包被缓冲液($0.05mol/L\ Na_2CO_3 - NaHCO_3$ 缓冲液, pH 9.6): 配制方法见附录二。

(4) 封闭液(5%脱脂乳-PBS 溶液, pH 7.4): 取脱脂乳 50g, 加入 0.02mol/L pH 7.4 的 PBS 定容至 1000ml。

(5) 洗涤液(0.02mol/L Tris-HCl-Tween 20, pH 7.4): 配制方法见附录二。

(6) 样本稀释液(PBS-Tween 20, pH 7.4): 配制方法见附录二。

(7) 酶标第二抗体: HRP 标记的羊抗人 IgG(1:2000)。

(8) 辣根过氧化物酶底物液(TMB-过氧化氢尿素溶液): 配制方法见附录二。

(9) 终止液(2mol/L H_2SO_4 溶液): 配制方法见附录二。

【实验操作】

1. 包被抗体

用包被缓冲液以 1:20 稀释抗甲胎蛋白抗体, 在 96 孔酶标板每孔中加入 100μl, 置 4℃ 冰箱作用 12~24h。

2. 洗涤

弃去孔内液体, 用洗涤液洗涤 1 次, 甩干后每孔加 200μl 封闭液, 置 37℃ 恒温水浴箱中封闭 1.5h。封闭结束后用洗涤液洗涤 3 次, 并在吸水纸上充分拍干, 每次 3min。

3. 加样

将稀释好的待测血清样品加入酶标板中, 每孔 100μl, 同时设空白对照孔(加样本稀释液 100μl)、阳性对照孔(加阳性血清 100μl)和阴性对照孔(加阴性血清 100μl)。置于 37℃ 恒温水浴箱中孵育 30~45min。弃去孔中液体, 用洗涤液洗涤 3 次, 每次 3min。

4. 加酶标第二抗体(用 PBS 稀释)

加入辣根过氧化物酶标记的羊抗人 IgG, 每孔 100μl, 置于 37℃ 恒温水浴箱作用 30~45min。弃去孔中液体, 在吸水纸上拍干, 每孔洗涤 3 次, 每次 3min。

5. 加底物液显色

每孔加入临时配制的底物液 100μl, 37℃ 避光显色 10~15min。

6. 终止反应

当阳性对照孔出现明显颜色变化后, 每孔加入终止液 50μl 终止反应, 于 20min 内测定结果。

【实验结果】

1. 肉眼判定

在白色背景下,直接用肉眼观察,反应孔内颜色越深,则阳性程度越强。根据显色深浅,用"-"表示无色,"+"表示浅色,"++"表示黄色,"+++"表示棕黄色。一般呈"++"以上者为阳性。

2. 酶标仪测定

在酶标仪上于 450nm 波长下测 OD 值。先测阴性对照 OD 值(N),再测待测孔 OD 值(P)。当 $P/N \geqslant 2.1$ 时,判为阳性;$P/N < 2.1$ 时,判为阴性。

【注意事项】

1. 样品和试剂从冰箱取出后,应在室温下(约 25℃)平衡 30min。

2. 在 ELISA 操作中,为把非特异性吸附的干扰物洗涤下来,充分的洗涤和浸泡是必要的,每次洗涤液在孔中的停留时间不应少于 1min。洗涤时严格按操作规程进行,各孔均须加满,以防止孔口内有游离的酶不能洗净,这是因为须通过洗涤来分离结合和游离的酶标记物。每一次操作的时间间隔不应超过 10min。洗涤后板要甩干,不能残留液体。

3. 封闭时要将封闭液加满各反应孔,并去除各孔中可能产生的贴孔壁气泡。

4. 加入底物后的反应温度和时间应严格按照规定,有时可根据阳性对照孔的显色情况适当缩短或延长反应时间,做到及时判断。

【思考题】

1. ELISA 的原理是什么?其临床应用情况如何?

2. ELISA 操作中洗涤的目的是什么?洗涤不彻底对试验结果有何影响?

实验 21 酶联免疫斑点试验

【实验目的】

1. 熟悉酶联免疫斑点分析的工作原理和操作步骤。

2. 熟悉酶联免疫斑点分析的适用范围。

【实验原理】

酶联免疫斑点(enzyme linked immunospot assay,ELISPOT)试验是从单细胞水平定量检测分泌细胞因子生成细胞的一项免疫学检测技术,是目前公认的最灵敏的抗原特异的 T 细胞体外检测技术。ELISPOT 的原理与 ELISA 类似,如图 2-15 所示,通过将特异性的单抗包被在 PVDF 膜的 ELISPOT 板上,并将微孔板置于 37℃、5% CO_2 细胞培养箱里孵育一段时间,使 T 细胞分泌的各类细胞因子能在细胞周围就近被抗体俘获,细胞分解后,被捕获的细胞因子与生物素标记的二抗结合,其后再与碱性磷酸酶标记的亲和素结合,孵育一定时间后再加入相应的酶底物(BCIP/NBT)。通过显色反应,在有细胞分泌细胞因子的相应位置上即可显现清晰可辨的斑点,1个斑点代表 1 个细胞,斑点多少可直接在显微镜下人工计数或通过 ELISPOT 分析系统进行计数,从而计算出分泌该蛋白的细胞的数量。该方法具有特异性好、灵敏度高、易操作且成本较低等优点,已被广泛用于免疫机理和疾病发病机制的研究。本实验以检测针对黑色素瘤抗原 TRP-2 的特异性 T 细胞分泌 IFN-γ 为例介绍 ELISPOT 方法。

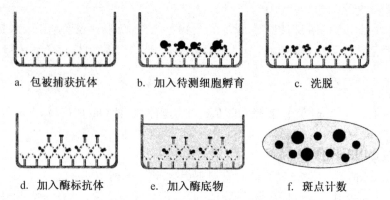

图 2-15 ELISPOT 试验示意图

【实验器材和试剂】

1. 器材

底部是 PVDF 膜的 96 孔细胞培养板、移液器、吸水纸。

2. 仪器

CO_2 细胞培养箱、冰箱、ELISPOT 阅读仪。

3. 材料

待测细胞样品。

4. 试剂

捕获抗体、检测抗体、酶联亲和素、碱性磷酸酶（ALK）的底物 BCIP/NBT、1×PBS（pH 8～9）、PBST 洗液（PBS 加入 0.05% Tween-20）、脱脂奶粉、70%乙醇。

【实验操作】

1. 用 100μl 70%乙醇孵育 PVDF 细胞培养板，室温下孵育 10min。

2. 弃去孔内乙醇，每孔加 100μl PBS 洗涤 3 次。

3. 在 100μl 20～100μg/ml 捕获抗体中加入 10ml PBS，混匀，然后加入经过预处理的细胞培养板中，每孔 100μl，置 4℃ 冰箱过夜。

4. 弃去孔中的包被液，用 100μl PBS 洗板 2 次，每孔加 100μl 含 2%脱脂奶粉的 PBS 液（封闭液），加盖，室温孵育 2h。弃去封闭液，将板置于密封袋中，4℃可保存数周。

5. 弃去封闭液，用 PBS 洗涤一次。

6. 每孔加入 100μl 经过适度预刺激的待测细胞悬液，加盖，置 37℃、5% CO_2 细胞培养箱中孵育 15h～20h，切勿摇动微孔板。

7. 弃去孔内的液体和细胞，在吸水纸上拍干。

8. 每孔中加 100μl 含 0.1% Tween 20 的 PBS 液，4℃放置 10min，弃去 PBS 液，反复洗涤 3 次。

9. 将 100μl 酶标检测抗体（20～100μg/ml）加入 10ml 含 1% BSA 的 PBS 液中，每孔加 100μl，加盖，于 37℃、5% CO_2 细胞培养箱中孵育 1h。

10. 弃去孔内液体，用含 0.1% Tween 20 的 PBS 液洗涤 3 次。

11. 每孔加 100μl BCIP/NBT 溶液。

12. 在室温中反应 10～20min，肉眼可见小斑点的形成。

13. 倒去液体,用蒸馏水充分洗涤膜的两边。于吸水纸上轻拍,使膜干燥。保存时,需将板倒置,以免残留的液体流回膜上。

【实验结果】

待膜干燥后,用ELISPOT阅读仪计数斑点。有效斑点是中间致密、外周带晕的圆形或不规则形斑点。

【注意事项】

1. 加样品时,切勿碰到孔底部的PVDF膜,以免刺破薄膜。
2. 细胞孵育期间不要晃动或移动微孔板,以免产生斑点拖尾现象而影响实验结果。
3. 实验结束后,尽量不要在超过37℃的环境中干燥微孔板,以防止PVDF膜碎裂。

【思考题】

1. ELISPOT的原理是什么?有何用途?
2. 比较ELISPOT、ELISA、流式细胞仪在细胞因子检测中的优缺点。

实验22 免疫荧光技术

【实验目的】

1. 掌握免疫荧光技术的基本原理和类型。
2. 了解免疫荧光技术的操作方法。

【实验原理】

免疫荧光技术(immunofluorescence technique)是在免疫学、生物化学和显微镜技术发展的基础上建立起来的一项技术。目前最常用的荧光素有异硫氰酸荧光素(FITC)、四甲基异硫氰基罗丹明(TRITC)和四乙基罗丹明(RB200)等。该技术的原理是将抗体(或抗原)经荧光素标记后与相应的抗原(或抗体)结合,在蓝紫色激发光的作用下,荧光素发出荧光,可借助荧光显微镜或流式细胞仪对待测抗体或抗原进行定性和定量分析。免疫荧光技术有间接法(图2-16)和直接法(图2-17)两种基本类型。

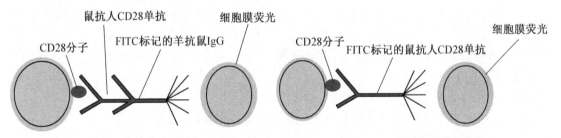

图2-16 间接免疫荧光标记　　　　图2-17 直接免疫荧光标记

【实验器材和试剂】

1. 器材

Ep管、移液器、载玻片、盖玻片、流式测定管。

2. 仪器

荧光显微镜、离心机、冰箱、流式细胞仪。

3. 材料

人 CD28 基因转染细胞株（CD28-T）。

4. 试剂

鼠抗人 CD28 单抗（一抗）、FITG 标记的羊抗鼠 IgG（二抗）、FITG 标记的鼠抗人 CD28 单抗（二抗）、pH 7.2 0.01mol/L PBS、Hanks' 液。

【实验操作】

1. 间接免疫荧光标记

（1）取生长良好的待测细胞 CD28-T，用 PBS 洗涤 2 次，1500r/min 离心 5min，弃上清。

（2）用 PBS 或 Hanks' 液悬浮细胞，计数，调整细胞浓度至 1×10^6 个/ml。

（3）取 $50\mu l$ 细胞悬液，加入 Ep 管中，再加 $20\sim30\mu l$（含抗体 $1\mu g$）鼠抗人 CD28 单抗，充分振荡混匀，同时设置阴性和无单抗对照组。

（4）置 4℃ 冰箱，30min 后用 PBS 洗涤 2 次。

（5）加入 $50\mu l$ 用 PBS 1∶10 稀释的 FITC 标记羊抗鼠 IgG，充分混匀。

（6）置 4℃ 冰箱，30min 后用 PBS 洗涤 2 次。

2. 直接免疫荧光标记

操作方法基本同上，在待测细胞液中直接加入用 PBS 1∶10 稀释的 FITG 标记的鼠抗人 CD28 单抗即可。

【实验结果】

1. 荧光镜检

沉淀细胞中加入 $25\mu l$ PBS 重悬细胞，吸取细胞悬液 $10\mu l$ 于洁净载玻片上，轻轻盖上盖玻片，置荧光显微镜上，用高倍镜观察染色细胞的形态和类型，凡细胞有明显的轮廓并呈现较强黄绿荧光者判为阳性细胞。计数 200 个细胞，按以下公式并计算阳性细胞百分率：

$$阳性细胞百分率=\frac{阳性细胞数}{计数细胞总数}\times100\%$$

2. 流式细胞仪分析

将 $500\mu l$ 待测细胞样品转移至流式测定管中，上机分析。

【注意事项】

1. 抗体应该避光保存，加入荧光抗体后的反应过程亦应低温避光。荧光抗体切忌反复冻融。

2. 荧光易衰减，染色后的片子要及时观察。

【思考题】

1. 免疫荧光技术的原理是什么？
2. 直接免疫荧光标记和间接免疫荧光标记的优缺点是什么？

实验 23 斑点金免疫渗滤试验

【实验目的】

1. 掌握斑点金免疫渗滤试验的基本原理。
2. 熟悉斑点金免疫渗滤试验检测早期妊娠的原理和方法。

第二部分　免疫学实验

【实验原理】

斑点金免疫渗滤试验(dot immunogold filtration assay, DIGFA)又称滴金免疫测定法，简称滴金法。其最大的特点是简便、快速，不需要特殊的仪器设备。下面以双抗体夹心法测定尿中人绒毛膜促性腺激素(HCG)为例对此法加以说明。

实验需要选取两株抗 HCG 不同表位的单克隆抗体。其中一株抗 HCG 单抗用胶体金标记，制备成抗 HCG 免疫复合物，在检测时形成斑点。另一株未标记的抗 HCG 单抗吸附于硝酸纤维素薄膜(NC 膜)的表面形成斑点，起到捕获 HCG 的作用，膜下垫有吸水材料，当滴加在膜上的标本液体渗过 NC 膜时，若标本中含有 HCG，则被膜上抗 HCG 单抗捕获，形成免疫复合物，其后加入的抗 HCG 免疫金复合物也在渗滤中与已结合在膜上的 HCG 相结合，形成特异性双抗夹心物，加洗涤液洗去未结合的金标抗体。因胶体金本身呈红色，阳性反应即在膜中央形成红色斑点，斑点颜色的深浅与标本中 HCG 量成正比关系。

【实验器材和试剂】

1. 器材

试管、移液器、滴金法反应板(由塑料小盒、吸水垫料和吸附抗 HCG 抗体的 NC 膜组成，有商品供应)。

2. 材料

孕妇尿。

3. 试剂

试剂盒：包括抗原参照标准液(50mU/ml HCG)、金标单克隆抗体、洗涤液(0.02mol/L PBS, pH 7.2)。

【实验操作】

1. 将滴金法反应板平放于实验台上，于小孔内分别标明 A 和 B。
2. 在 B 孔内滴加抗原参照标准液 6 滴，在 A 孔内滴加尿液样品 6 滴，待完全渗入后移去孔上滤膜板。
3. 每孔滴加金标单抗 2 滴于 NC 膜上，使完全渗入。
4. 每孔加洗涤液 2~3 滴，待完全渗入，目测观察结果。

【实验结果】

若在孔膜中央显示清晰的淡红色或红色斑点，则判为阳性反应，反之为阴性反应。斑点呈色的深浅可提示阳性程度。

【注意事项】

1. 试验须同时设阳性和阴性对照，以排除假阳性或假阴性。
2. 滴加胶体免疫金标单抗时，滴瓶应垂直向下，切勿使液滴内含有气泡。
3. 尿液和免疫金标单抗不能加太多，以免吸水纸饱和，无法进行后续步骤。

【思考题】

斑点金免疫渗滤试验有何临床应用？有什么不足之处？

实验 24　免疫组化技术

【实验目的】
1. 掌握免疫组化技术的基本原理及实际应用。
2. 熟悉酶免疫组化技术的操作步骤。
3. 了解免疫组化技术的类型。

【实验原理】
免疫组化技术是应用免疫学的基本原理即抗原与抗体特异性结合的原理,通过化学反应使标记抗体的显色剂(荧光素、酶、金属离子、同位素等)显色来确定组织细胞内的抗原(多肽和蛋白质),对其进行定位、定性及定量研究的技术,又称免疫组织化学(immunohistochemistry)技术或免疫细胞化学(immunocytochemistry)技术。

免疫组化是利用抗原与抗体特异性结合的这一特性,即先将组织或细胞中的某些化学物质提取出来,作为抗原或半抗原去免疫小鼠等实验动物,制备特异性抗体(称为第一抗体),然后将一抗作为抗原去免疫动物制备第二抗体,并用某种酶(常用辣根过氧化物酶)或生物素等处理后再与前述抗原成分结合,将抗原信息放大。由于抗原与抗体结合后形成的免疫复合物是无色的,肉眼无法分辨,因此,还必须借助于组织化学方法将抗原和抗体的反应部位显示出来(常用显色剂 DAB 显示为棕黄色颗粒)。因此,通过抗原抗体特异性反应及显色反应,可显示细胞或组织中的化学成分,并在显微镜下可清晰看见细胞内发生的抗原抗体反应产物,从而能够在细胞或组织原位确定其化学成分的分布和含量。

免疫组化技术按照标记物的种类可分为免疫荧光法、免疫酶法、免疫金法及放射免疫自显影法等。本实验采用免疫酶法检测 T 细胞上的 CD3。

【实验器材和试剂】

1. 器材
载玻片、盖玻片、吸水纸、湿盒。

2. 仪器
培养箱、显微镜。

3. 材料
肝素抗凝人静脉血。

4. 试剂
鼠抗 CD3 单克隆抗体、生物素化羊抗鼠 IgG(二抗)、链霉亲和素-生物素-过氧化物酶(SABC)、3,3′-二氨基联苯胺(DAB)、0.01mol/L PBS(pH 7.2)、分离淋巴细胞的全套材料(见实验 14)、纯丙酮、封闭用正常山羊血清工作液(市售)、蒸馏水。

【实验操作】
1. 分离外周血单个核细胞(见实验 14)。
2. 取一张洁净的载玻片,将单个核细胞制成涂片,室温干燥。
3. 滴加纯丙酮,室温固定 20min(干燥后可冰冻保存)。
4. 细胞涂片上滴加封闭用正常山羊血清工作液,室温封闭 20min,甩去多余液体。

5. 滴加鼠抗 CD3 单克隆抗体,37℃培养箱孵育 45min。
6. 将生物素化羊抗鼠 IgG(二抗)滴加在玻片上,置湿盒中 37℃孵育 30min。
7. 用 PBS 洗 3 次,每次 3min,然后用吸水纸将细胞周围的水分吸干。
8. 滴加 SABC,置湿盒中 37℃孵育 30min。
9. 加 DAB 显色,室温显色 10~20min,用蒸馏水洗涤,加盖玻片后镜检。

【实验结果】
在显微镜下观察,阳性细胞显示棕黄色。计数 200 个细胞,计算阳性细胞的百分率。

【注意事项】
1. 洗涤非常关键,应严格按要求进行。
2. 各步骤尤其是在加入 SABC 后,反应时间应严格控制,否则易出现非特异性显色反应,产生假阳性。

【思考题】
1. 免疫组化方法有哪些类型?各有什么特点?
2. 酶免疫组化方法有何优点?影响因素有哪些?如何保证实验的稳定性?

实验 25　免疫印迹技术

【实验目的】
1. 掌握免疫印迹技术的基本原理和用途。
2. 熟悉免疫印迹技术的基本操作方法。

【实验原理】
免疫印迹又称为 western blotting,是一种利用抗原抗体特异性反应的原理检测固定在固相载体上的蛋白质抗原的免疫化学技术方法。因该实验中电泳分离后的蛋白质往往需再利用电转移方法将蛋白转移到固相载体上,所以把这个过程称为免疫印迹。

免疫印迹技术是以某种抗体为探针,利用抗原与抗体结合的特异性,从而对复杂混合物中的某些特定蛋白质进行鉴别和定量。其具体操作过程为:蛋白质经凝胶电泳分离后,经转移电泳原位转印到硝酸纤维素薄膜或其他膜的表面上,并保持其原有的物质类型和生物学活性不变,经封闭后与相应的一抗孵育,然后用二抗放大一抗检测到的信号,并显示检测信号(图 2-18)。这一技术将蛋白质凝胶电泳分辨率高与固相免疫杂交特异性强的特点相结合,目前广泛应用于蛋白的定性分析和半定量分析中。

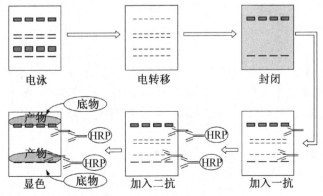

图 2-18　免疫印迹技术操作图

【实验器材和试剂】

1. 器材

烧杯、Ep 管、移液器、封口机、硝酸纤维素薄膜、单面刀片、杂交袋、一次性手套等。

2. 仪器

垂直板状电泳槽及电泳仪、电转移装置、恒温摇床、电磁炉。

3. 材料

蛋白质样品。

4. 试剂

(1) 电极缓冲液：1.44％甘氨酸，0.1％ SDS，0.3％ Tris-HCl。

(2) 2×蛋白质上样缓冲液：4％ SDS，20％甘油，100mmol/L Tris-HCl(pH 6.8)，2％溴酚蓝。

(3) 电转阴极缓冲液：0.04mol/L 甘氨酸，0.5 mmol/L Tris-HCl，20％甲醇。

(4) 电转阳极缓冲液Ⅰ：0.3mol/L Tris-HCl，20％甲醇。

(5) 电转阳极缓冲液Ⅱ：25mmol/L Tris-HCl，20％甲醇。

(6) TBS：150mmol/L NaCl，50mmol/L Tris-HCl(pH 7.5)。

(7) 封闭液：5％脱脂奶粉，0.1％ Tween20 溶于 TBS 中。

(8) 碱性磷酸酶缓冲液(TSM)：10mmol/L NaCl，5mmol/L $MgCl_2$，100mmol/L Tris-HCl(pH 9.5)。

(9) 染色液：将 0.25g 考马斯亮蓝、45ml 甲醇、45ml 双蒸水、10ml 冰醋酸混匀。

(10) 脱色液：将 45ml 甲醇、45ml 双蒸水、10ml 冰醋酸混匀。

(11) 其他：1％琼脂糖凝胶、30％丙烯酰胺贮存液、10％SDS 溶液、TEMED、10％过硫酸铵溶液、1.5mol/L Tris-HCl(pH 8.8)、0.5mol/L Tris-HCl(pH 6.8)、1mg/ml DTT、BCIP/NBT 底物显色试剂盒、标准相对分子质量蛋白质、第一抗体、辣根过氧化物酶标记的第二抗体、0.01mol/L PBS(pH 7.2)等。

【实验操作】

1. SDS-PAGE 电泳

(1) 安装垂直板状电泳装置，用 1％琼脂糖凝胶封住底边及两侧。

(2) 按以下方法制胶。

① 10％分离胶：

30％丙烯酰胺贮存液	3.3ml
1.5mol/L Tris-HCl(pH 8.8)	2.5ml
10％ SDS 溶液	0.1ml
10％过硫酸铵溶液	0.1ml
双蒸水	4.0ml

混匀后，加入 5μl TEMED，立即混匀。灌入安装好的垂直夹层玻璃板中，直至距离短玻璃板顶部 2cm 处，应避免形成气泡，在胶面上立即加盖一层双蒸水，静置。待凝胶与水的界面清晰时，说明分离胶已聚合(约 30min)。去除水相，用滤纸吸干残留的液体。

② 5％浓缩胶：

30％丙烯酰胺贮存液	0.83ml

0.5mol/L Tris-HCl(pH 6.8)	0.63ml
10% SDS 溶液	0.05ml
10% 过硫酸铵溶液	0.05ml
双蒸水	3.4ml

混匀后,加入 3μl TEMED,立即混匀,并将混匀的浓缩胶沿玻璃板壁缓缓加在分离胶上面,至短玻璃顶端,应避免产生气泡,然后插入梳子,静置30min。待胶聚合后,拔出梳子,用电极缓冲液冲洗加样孔,以去除未聚合的丙烯酰胺。将凝胶固定于电泳装置上,上、下槽各加入电极缓冲液,驱除两玻璃板间凝胶底部的气泡。

(3) 取一支 Ep 管,加入蛋白质样品 20μl,再加入 20μl 的 2×蛋白质上样缓冲液和 4μl DTT,充分混匀,煮沸 3min,短暂离心备用。

(4) 按表 2-10 所示加样。加到加样孔底部。为了便于比较蛋白质电泳结果和免疫印迹结果,实验中采取对称加样。

表 2-10 电泳加样孔加样表

孔号	1	2	3	4	5
样品	2×上样缓冲液	蛋白质样品	标准相对分子质量蛋白质	蛋白质样品	2×上样缓冲液
加样体积	20μl	20μl	10μl	20μl	20μl

(5) 接通电源,开始电泳时将电压调至 80V,当溴酚蓝进入分离胶后,将电压提高到 150V,继续电泳至溴酚蓝距离胶底部约 1cm 处,断开电源。

2. 蛋白质转膜

(1) 取出电泳胶板,小心去除一侧玻璃板,用刀片切去浓缩胶和分离胶无样品部分,将凝胶分成两半,含标准相对分子质量的部分用染色液染色。

(2) 测量剩余胶的大小,按其尺寸剪取一张硝酸纤维素薄膜和六张滤纸。

(3) 硝酸纤维素薄膜用三蒸水浸润后,在电转阳极缓冲液 Ⅱ 中浸泡 5min。

(4) 按图 2-19 所示的顺序和层次在半干式电转槽中由阳极至阴极依次安放下列成分,并注意各层之间不能有气泡:

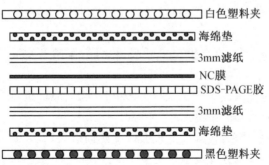

图 2-19 SDS-PAGE 胶、NC 膜和滤纸的铺设

① 由电转阳极缓冲液 Ⅰ 浸湿的滤纸 2 张;
② 由电转阳极缓冲液 Ⅱ 浸湿的滤纸 2 张;
③ 硝酸纤维素薄膜 1 张;

④ SDS-PAGE 凝胶；
⑤ 由电转阴极缓冲液浸湿的滤纸 2 张。
(5) 接通电源，15V(0.8mA/cm^2)转移 3h。

3. 封闭

将转膜后的硝酸纤维素薄膜做好标记，在 TBS 中漂洗 5~10min，共 2 次，置膜于装有封闭液的平皿中，室温下轻摇 1h 或 4℃过夜，中间更换 1 次封闭液。

4. 一抗结合

(1) 将膜放入杂交袋中，封好三面。
(2) 按 0.2ml/cm^2 加入封闭液和一抗(用 0.01mol/L PBS 做 1∶1000 稀释)。
(3) 杂交袋封严后，室温孵育 1~2h 或 4℃过夜，缓慢摇动。用 TBS 缓冲液洗 3 次，每次 5min。

5. 二抗结合

(1) 剪开杂交袋，取出滤膜。用封闭液洗涤 3 次，每次约 10min。
(2) 将滤膜再次放入杂交袋中，封好三面。
(3) 按 0.2ml/cm^2 加入封闭液和二抗(用 0.01mol/L PBS 做 1∶1000 稀释)。
(4) 杂交袋封严后，室温孵育 1h，缓慢摇动。

6. 显色反应

(1) 取出滤膜，用 TBS 洗 3 次，每次 5min。
(2) 将滤膜放入碱性磷酸酶缓冲液中短暂漂洗。
(3) 按如下方法配制显色液：

碱性磷酸酶缓冲液	10ml
BCIP	35μl
NBT	45μl

(4) 加入显色液，室温避光显色约 30min。碱性磷酸酶可以将无色底物 BCIP(5-溴-4-氯-3-吲哚磷酸)转化为蓝色的产物。将显色至满意程度的硝酸纤维素薄膜用水冲洗以终止反应。

【实验结果】

对照标准相对分子质量蛋白质分析结果。

【注意事项】

1. 丙烯酰胺为神经毒素，可严重损害呼吸道黏膜、眼睛及皮肤，操作时应戴手套，注意防护。
2. 蛋白质加样量要合适。加样量过少，条带不清晰；加样量过多，则泳道超载，条带相互重叠，甚至覆盖相邻泳道，影响结果。
3. 电泳时，电压不宜过大，否则玻璃板会因受热而破裂。
4. 由于皮肤上的油脂和分泌物会阻止蛋白质从凝胶向滤膜转移，因此取凝胶、滤纸和硝酸纤维素薄膜时必须戴手套。
5. 电转移时，滤纸、滤膜和胶应等大，以免短路。在整个操作过程中，转移膜要始终在液体中，不能干燥。
6. 显色液须临用前新鲜配制。

7. 该实验中转移在膜上的蛋白质处于变性状态,其空间结构发生了改变,因此那些识别空间表位的抗体不能用于本实验。

【思考题】
1. 免疫印迹技术的基本原理是什么?它是如何对未知蛋白质进行定量分析的?
2. 若样品中蛋白质的相对分子质量很小(小于10000),含量也较低,在进行免疫印迹试验时应注意哪些问题?
3. 有哪些关键因素影响免疫印迹试验?
4. 实验中转有蛋白质的硝酸纤维素薄膜为什么要先用封闭液封闭后再与一抗反应?

实验26 流式细胞仪对人T淋巴细胞亚群的分析

【实验目的】
掌握用流式细胞仪检测T淋巴细胞的原理及方法。

【实验原理】
流式细胞仪(flow cytometry,FCM)是集现代电子物理技术、激光技术、光电测量技术、电子计算机技术、细胞荧光化学技术、单克隆抗体技术于一体的先进科学仪器,具有对细胞进行分析和分选的功能。

其对细胞分析的原理是,将待测样品制成单细胞悬液,经荧光素(常用异硫氰酸荧光素,FITC)染色后,细胞可在气体压力的推动下进入充满鞘液的流动室,在鞘液的约束下细胞排成单列,从 $50\sim100\mu m$ 的喷嘴中被逐个高速喷出,并被鞘液包绕而形成细胞液柱。当细胞通过激光束检测区时,细胞被激光束照射而发出荧光和散射光,这些光信号被光敏元件接收后可转换成电信号,经计算机分析和处理后可得到细胞的多种信息参数。

流式细胞仪对细胞的分选是通过流束形成含有细胞的带电液滴而实现的。其对细胞的分选原理是,在流动室的喷嘴上装备有一个超声振荡压晶体片,充电后可高速振动,使喷出的液流断裂为均匀的小液滴。这时给流束一个电脉冲信号,使整个小液滴带上正负不同的电荷。当带有不同电荷的细胞液流经一对带正、负几千伏恒定静电场的偏转板时,带电的小液滴则根据自身所带的电荷性质发生偏转,落入各自的收集器中,而不带电荷的液滴就进入中间的废液容器中,从而实现了细胞的分选,其纯度可达99%以上,对分选出的细胞还可做进一步的研究。

流式细胞仪具有多参数性、准确性、快速性及分选的高纯度性等特点,因此目前在免疫学、细胞生物学、肿瘤学、病理学、药理学及临床医学等领域中应用非常广泛。尤其是在免疫学方面,将它与单克隆抗体技术结合,在免疫细胞的分型分选、肿瘤细胞的免疫监测、免疫细胞的系统发生及特性研究等方面能起到重要作用,成为现代免疫技术的重要组成部分。

本实验介绍了利用流式细胞仪的细胞分析功能进行人T淋巴细胞亚群的分析方法。T淋巴细胞表面的CD分子可与相应荧光素标记的鼠抗人CD分子的单克隆抗体结合,使细胞表面形成带有荧光素的抗原抗体复合物。该复合物经激光激发后能发出与荧光素相对应的特定波长的荧光,并且荧光的强度与被测CD分子的表达密度成正比关系。因此,利用流式细胞仪可检测结合有相应荧光素标记抗体的阳性细胞。

【实验器材和试剂】

1. 器材

试管、吸管。

2. 仪器

流式细胞仪、离心机、30℃恒温培养箱。

3. 材料

肝素抗凝人全血。

4. 试剂

用 0.01mol/L PBS(pH 7.0)做 1∶1000 稀释的鼠抗人 CD 单克隆抗体——CD3、CD4、CD8、FITC-羊抗鼠 IgG,正常小鼠 IgG,细胞洗液(含 1% FCS 的 PBS),流式细胞术专用红细胞裂解液,细胞固定液(1%多聚甲醛溶液,由 PBS 配制),0.01mol/L PBS(pH 7.0)。

【实验操作】

1. 取 4 支试管分别加入 0.1ml 肝素抗凝血。以其中 3 支试管作为试验管,分别加入鼠抗人 CD3、CD4、CD8 单克隆抗体各 0.1ml;将第 4 支试管作为对照管,加入等量正常小鼠 IgG。置 30℃恒温培养箱孵育 45min。

2. 各管加入细胞洗液 3ml,1000r/min 离心 5min,重复 2 次,洗去未结合的抗体。

3. 摇匀管底沉淀细胞,加入 0.1ml FITC-羊抗鼠 IgG,置 30℃恒温培养箱孵育 45min。

4. 加入红细胞裂解液 3ml,溶血 5min,立即 1000r/min 离心 5min,弃上清。

5. 用 PBS 洗涤 2 次,1000r/min 离心 5min,加 PBS 恢复体积至 0.5ml。

6. 加入细胞固定液 $200\mu l$,上机检测。

【实验结果】

流式细胞仪检测 T 淋巴细胞亚群的参考值为:$CD4^+$ T 细胞 40%~60%,$CD8^+$ T 细胞 20%~30%,CD4/CD8 比值约为 0.9~2.0。

【注意事项】

1. 流式细胞仪操作时要求单个细胞通过测量区,对细胞逐个地进行分析,所以待测样品必须制成单个细胞悬液,不能有细胞团块和过多的细胞碎片。

2. 加入试剂后或离心洗涤时,切忌用力吹打或剧烈振摇,以免细胞破碎。

3. 全部操作尽可能避光,保证细胞免疫荧光的稳定。

4. 样品制备好以后,最好立即上机检测,如不能立即检测,需置于 4℃冰箱中保存。

【思考题】

1. T 细胞亚群检测有何临床意义?

2. 流式细胞仪检测 T 细胞亚群有何优点?

实验 27　人外周单核细胞来源树突状细胞的制备

【实验目的】

1. 掌握从人单核细胞诱导产生树突状细胞的原理和方法。

2. 学会观察单核细胞和树突状细胞形态。

3. 学会判别未成熟树突状细胞和成熟树突状细胞。

【实验原理】

树突状细胞(dendritic cell，DC)是一类具有树枝状突起的专职抗原提呈细胞。其分布广泛，但数量很少。其可分为髓系 DC 和淋巴系 DC，大多数树突状细胞由骨髓中的髓性多能干细胞发育而来，在免疫应答过程中至关重要。DC 是目前已知的最重要的一类抗原提呈细胞。未成熟 DC 具有强大的摄取和加工处理抗原的能力，并能将抗原信息提呈给 Th 细胞，继而激活 Th 细胞发生增殖反应，而且还能刺激产生 T_C 细胞。机体内 DC 含量很少，研究中应用的 DC 大多是通过其前体细胞诱导而来的。其中，外周血单核细胞和 $CD34^+$ 造血干细胞是研究和应用中常用的 DC 前体细胞。本实验利用外周血单核细胞为前体细胞，通过细胞因子 GM-CSF 和 IL-4 诱导单核细胞分化成树突状细胞，而利用 TNF-α 促进树突状细胞的成熟。

【实验器材和试剂】

1. 器材

细胞计数板、离心管及 6 孔细胞培养板。

2. 仪器

温控低速离心机、倒置显微镜、CO_2 细胞培养箱、超净工作台、流式细胞仪。

3. 材料

肝素抗凝人外周血。

4. 试剂

重组人粒细胞巨噬细胞集落刺激因子(rhGM-CSF)，重组人白细胞介素 4 (IL-4)，肿瘤坏死因子-α(TNF-α)，FITC 标记的鼠抗人 CD83、CD40、HLA-DR、CD86 单克隆抗体，免疫磁珠标记的鼠抗人 CD14 单克隆抗体，淋巴细胞分离液(Ficoll-Hypaque)，RPMI-1640 培养液，胎牛血清(FCS)，PBS(无 Ca^{2+}、Mg^{2+})，肝素。

【实验操作】

1. 分离外周血单个核细胞(见实验 14)。

2. 在分离得到的单个核细胞中加入免疫磁珠标记的鼠抗人 CD14 单克隆抗体，获得高纯度的单核细胞。

3. 用含 10% FCS 的 RPMI-1640 培养液调节单核细胞浓度为 10^6 个/ml，然后在 6 孔细胞培养板上贴壁培养，每孔加 2ml，置 37℃、5% CO_2 细胞培养箱贴壁培养 3h 后轻轻摇晃培养板，吸去悬浮细胞，并用 37℃预温的新鲜培养液轻轻洗去未贴壁的细胞。

4. 未成熟 DC 的诱导：每孔加入 3ml DC 培养基 A：新鲜的含 10% FCS 的 RPMI-1640 培养液中含 rhGM-CSF 50ng/ml、IL-4 10ng/ml，每两天半量换液 1 次，培养 5 天。

5. 成熟 DC 的诱导：每孔加入 3ml DC 培养基 B：新鲜的含 10% FCS 的 RPMI-1640 培养液中含 rhGM-CSF 50ng/ml、IL-4 10ng/ml、TNF-α 20ng/ml。

6. 培养 7 天后，利用 FITC 标记的鼠抗人 CD83、CD40、HLA-DR、CD86 单克隆抗体在流式细胞仪上检测 DC。

【实验结果】

进行 DC 形态观察和表型检测。

1. 在光镜下观察可见，树突状细胞比淋巴细胞大，直径约 10～20μm，圆形或不规则形，细胞表面有许多毛刺状突起。

2. 培养 7 天后，用流式细胞仪检测 DC 表达 CD83、CD40、HLA-DR 和 CD86。

【注意事项】

1. 单核细胞分离时，要注意 Ficoll-Hypaque 的温度应保持在 18～22℃。单个核细胞贴壁后冲洗液应先于 37℃预温，冲洗应轻柔，以免冲掉细胞。

2. 操作过程中应注意无菌操作。

3. 如需利用高纯度（>95%）的单核细胞作为诱导树突状细胞的前体细胞，则可利用免疫磁珠标记的鼠抗人 CD14 单克隆抗体及免疫磁珠分离装置来分离上述贴壁细胞。

【思考题】

1. 人树突状细胞的生物学功能有哪些？根据其功能不同，树突状细胞可分为哪些亚群？

2. 目前还有哪些方法可以诱导人树突状细胞的形成和成熟？

3. 如何判断培养的细胞是树突状细胞？体外评估人树突状细胞功能的常用方法有哪些？

4. 研究人树突状细胞有哪些理论和应用价值？

实验 28　细胞凋亡的检测

【实验目的】

1. 熟悉细胞凋亡常用的检测方法。
2. 掌握检测细胞凋亡的操作步骤。

【实验原理】

细胞凋亡（apoptosis）又称细胞程序性死亡（programed cell death，PCD），是一种由基因控制的细胞自主性死亡方式。它是一个主动的、高度有序的、由基因控制的、有一系列酶参与的反应过程。其发生诱因及形态学特征均有别于细胞坏死，它有一系列的细胞形态学和生物化学的改变，如染色质浓缩、DNA 降解、凋亡小体形成等，因此可将凋亡细胞和坏死细胞区分开来。此外，细胞凋亡还与人类免疫系统的发生发展、神经组织的发育、器官的形成、肿瘤的发生发展等诸多生物学现象之间有着密切联系，而且是免疫应答过程中免疫细胞杀伤靶细胞的机制之一。细胞凋亡的检测技术已成为免疫学检测的一个重要内容，有定性和定量两类方法。凋亡细胞具有典型的形态学特征及生物化学的变化，根据这些特性，目前的检测方法有形态学鉴定、电泳法、免疫学方法、原位末端转移酶标记技术、流式细胞术、靶细胞 DNA 片段的定量等。

一、放线菌酮制备大鼠淋巴细胞凋亡模型

放线菌酮（CHX）是一种蛋白质合成的抑制剂，可诱导小鼠或大鼠的脾、黏膜免疫系统及淋巴结的淋巴细胞发生凋亡。

【实验器材和试剂】

1. 器材

眼科镊、眼科剪、载玻片。

2. 仪器

显微镜。

3. 材料

昆明种大鼠(6~8周龄,体重180~200g)。

4. 试剂

(1) 固定液：PBS 配制的 4% 多聚甲醛或 2.5% 戊二醛。

(2) 放线菌酮：用 PBS 或生理盐水配成 1mg/ml 的浓度,除菌过滤,于 4℃ 冰箱中保存。

(3) 其他：乙醚、HE 染色液。

【实验操作】

1. 大鼠用乙醚麻醉后,腹腔(静脉或皮下)注射 3mg/kg 体重的放线菌酮(CHX)。

2. 注射 2h 后,取大鼠脾脏(或肠)等组织,剪成大小一定的组织块,于固定液中固定。

3. 固定组织经 HE 染色后镜检。

【实验结果】

一般在注射后不久即可在脾及其他黏膜免疫系统中出现大量凋亡的淋巴细胞(以 B 淋巴细胞为主)。经 HE 染色后在光学显微镜下可发现细胞核呈蓝黑色,胞浆呈淡红色。凋亡细胞可在组织中单个散在分布,表现为核染色质致密浓缩、核碎裂等。坏死细胞则呈均质红染的无结构物质,核染色消失。

【注意事项】

1. 由于机体内巨噬细胞对凋亡细胞有清除作用,因此凋亡细胞形成的高峰期在注射 CHX 后 3h 左右,在 5h 后组织内凋亡细胞已经很少,所以取材最好不要超过 4h。

2. 放线菌酮的剂量要控制在 2~5mg/kg 体重。

二、活化诱导的淋巴细胞凋亡检测

活化诱导的淋巴细胞凋亡是免疫调节的重要途径之一。体外研究淋巴细胞的凋亡将有助于防治由于淋巴细胞过度活化而导致的自身免疫性疾病和免疫损伤。已知 IL-10、TGF-β、IFN-γ 等均可体外诱导 T 或 B 淋巴细胞的凋亡。

(一) 凋亡细胞的形态学检测——活细胞悬液吖啶橙荧光染色法

体外培养的活细胞经荧光素染色后,在荧光显微镜下观察呈均匀荧光染色,而凋亡细胞呈致密深染的颗粒状或块状荧光,两者可在荧光显微镜下进行区分。

【实验器材和试剂】

1. 器材

移液器、Ep 管、载玻片、盖玻片。

2. 仪器

荧光显微镜。

3. 材料

待测细胞。

4. 试剂

(1) 吖啶橙贮存液：10mg 吖啶橙溶解于 100ml PBS 中,过滤,4℃ 避光保存。

(2) 0.01mol/L PBS(pH 6.8)。

【实验操作】

1. 制备待测活细胞悬液,浓度调整为 $1×10^7$ 个/ml。
2. 在 Ep 管中加入 $95\mu l$ 的细胞悬液,再加 $5\mu l$ 的吖啶橙贮存液,混匀。
3. 吸一滴混合液,点于洁净载玻片上,直接用盖玻片封片。
4. 荧光显微镜观察,或 4℃避光保存,待观察。

【实验结果】

荧光显微镜下,正常细胞的细胞核 DNA 呈黄色或黄绿色均匀荧光,细胞质和核仁的 RNA 呈橘黄色或橘红色荧光。若细胞发生凋亡,则细胞核或细胞质内可见致密浓染的黄绿色荧光,甚至可见到黄绿色碎片。细胞坏死时,细胞质内黄绿色或橘黄色荧光均会减弱或消失。

(二)凋亡细胞的生化特征检测——琼脂糖凝胶电泳法

发生凋亡时,细胞线粒体呼吸链受损,导致细胞 ATP 生成减少,跨膜电位降低,线粒体膜通透性增大,胞质中的 Ca^{2+} 和 Mg^{2+} 的浓度升高,从而激活核酸内切酶及与凋亡相关的酶类,可将染色质裂解成寡聚核小体和单个核小体,形成 180~200bp 及其整数倍的 DNA 片段,从而在电泳凝胶上出现典型的"梯状"条带(DNA ladder)。因此,可将培养的单细胞悬液用细胞裂解液消化细胞后按常规法提取 DNA,置于含溴化乙啶的 1.5% 琼脂糖凝胶中进行电泳,凝胶上可出现"梯状"条带;而细胞坏死时,呈模糊的弥散状条带。

【实验器材和试剂】

1. 器材

Ep 管、移液器。

2. 仪器

离心机、电泳槽、电泳仪、水浴箱、液氮罐。

3. 材料

待测细胞。

4. 试剂

PBS、细胞裂解液、$10\mu g/ml$ 蛋白酶 K 溶液、10mg/ml RNase 溶液(溶于 TE 缓冲液中)、TE 缓冲液、醋酸钠、乙醇、苯酚、氯仿、2% 琼脂糖凝胶、溴化乙啶。

【实验操作】

1. 约 10^6 个/ml 细胞洗脱后,1000r/min 离心 5min,弃上清。
2. 用 4ml PBS 重悬细胞后,同法离心弃上清。
3. 置液氮中骤冷 5min。
4. 加 $600\mu l$ 细胞裂解液重悬细胞,充分摇匀后加 $10\mu g/ml$ 蛋白酶 K 溶液,置 50℃ 水浴消化,过夜,不时振摇。
5. 加等体积酚和氯仿、异戊醇各抽提 1 次(充分摇匀,5000r/min 离心 10min)。
6. 取上清液后,加入 1/10 体积的 3mol/L 醋酸钠溶液和 2.5 倍体积的无水乙醇,充分混匀。
7. 置液氮中 10min 后,1000r/min 离心 10min 沉淀 DNA,用 70% 乙醇洗 2 次,抽真空,溶入 $500\mu l$ TE 缓冲液中。
8. 加入 $25\mu l$ RNase 溶液,37℃ 水浴 30min。

9. 取所制备的样品进行1.5%琼脂糖凝胶电泳,80V电泳2h,观察。

【实验结果】

细胞出现凋亡时,在琼脂糖凝胶电泳带上呈现有一定间隔的"梯状"条带;而细胞坏死时,则呈模糊、弥散状的片状条带(无间隔)。

【注意事项】

1. 电泳时须保持低电压状态,电泳时间相应延长。
2. 凝胶中含有强致癌物——溴化乙啶,操作时做好保护措施。
3. 若凋亡细胞少于待测细胞总数的10%,则难以观察到明显的"梯状"条带。

(三)凋亡细胞的流式细胞术观察——PI染色法

细胞凋亡时,流式细胞术检测可呈现亚二倍体核型峰的特征。此外,根据细胞光散射特点,应用碘化丙啶(PI)染色可使凋亡细胞与坏死细胞相区别。这是因为PI染料是不能进入细胞膜完整的活细胞的,即正常细胞和凋亡细胞在不经固定的情况下对染料是拒染的,而坏死细胞由于膜已经不完整,可被染料染色。根据这一特性可在流式细胞仪上将正常细胞、凋亡细胞和坏死细胞区分开来。在DNA直方图上,凋亡细胞出现亚二倍体峰,表现为二倍体峰(G1细胞)减少,在G1峰左侧出现亚二倍体细胞群的峰型;而细胞坏死时,处于细胞周期中的细胞均出现不同程度的减少,则亚二倍体细胞群的峰型不明显。在光散射图谱上,前向光散射与细胞大小有关,细胞发生凋亡时常表现为细胞皱缩,故前向光散射低于正常值;而细胞坏死时,常表现为细胞肿胀,故前向光散射高于正常值。侧向光散射与细胞内颗粒性质有关,由于细胞凋亡或坏死均有细胞内碎片增多的现象,故侧向光散射均高于正常值。总之,细胞凋亡会出现低于正常的前向光散射和较高的侧向光散射;而坏死时则呈较高的前、侧向光散射。

【实验器材和试剂】

1. 器材

离心管、400目筛网。

2. 仪器

离心机、流式细胞仪。

3. 材料

待测细胞。

4. 试剂

碘化丙啶(PI)染色液、70%冷乙醇、0.01mol/L PBS(pH 7.2)。

【实验操作】

1. 收集悬浮细胞于离心管中,800~1000r/min离心5min,共2次。
2. 用400目筛网过滤2次。
3. 加入800μl PI染色液混匀,4℃避光染色20min。
4. 上机测试。PI用氩离子激光激发荧光,记录激发波长为488nm处的红色荧光。

【实验结果】

细胞凋亡时,G1峰左侧出现亚二倍体细胞群的峰型;在光散射图谱上,前向光散射低于正常值,侧向光散射高于正常值。而细胞坏死时,细胞周期中的细胞均出现不同程度的减少,亚二倍体细胞群的峰型不明显;在光散射图谱上,前向光散射和侧向光散射均高于正常值。

【注意事项】
1. 收集悬浮细胞时要保证有足够的量,否则会影响结果的准确性。
2. 整个过程动作要轻柔,避免用力吹打细胞。

【思考题】
细胞凋亡检测的各种方法的原理有何不同?有何优缺点?

实验 29 多克隆抗体的制备

【实验目的】
1. 掌握多克隆抗体制备的基本原理和临床应用。
2. 熟悉多克隆抗体制备的基本方法。
3. 了解多克隆抗体效价的鉴定和判断方法。

【实验原理】
抗原分子通常具有多个抗原表位,用抗原免疫动物后,可刺激多种具有相应抗原受体的B淋巴细胞发生免疫应答。活化的B细胞增殖分化成浆细胞,分泌抗体进入血液,因此从血清中可分离出多种针对不同抗原表位抗体的混合物,即为多克隆抗体(polyclonal antibody,pAb),也称免疫血清或抗血清。

免疫血清的制备是一项常用的免疫学实验技术。高效价免疫血清的获取主要取决于实验动物的免疫反应性和抗原的免疫原性。为提高抗原的免疫原性,可在免疫动物时加佐剂。目前常用的弗氏佐剂包括弗氏完全佐剂和弗氏不完全佐剂两种。

【实验器材和试剂】
1. 器材
Ep管、金属镊子、无菌注射器及6号与9号注射针头、滴管、动物固定架、手术器械。
2. 仪器
离心机。
3. 材料
健康成年雄兔(体重2~3kg)。
4. 试剂
弗氏完全及不完全佐剂、纯化的人免疫球蛋白IgG、生理盐水、酒精棉球及碘伏等。

【实验操作】
1. 按200μg/kg体重称取人免疫球蛋白IgG,溶于0.5ml生理盐水进行溶解。
2. 逐滴加入等体积的弗氏完全佐剂或不完全佐剂,用装有9号注射针头的注射器反复抽吸进行乳化,用无菌滴管取1滴放在冰水面上,不散开即为形成了乳化剂。
3. 选择体重适宜的健康家兔,用剪刀剪去家兔颈背部及两后脚掌的兔毛,固定好。用碘伏、酒精消毒皮肤。
4. 第一次免疫:用2ml的注射器吸取抗原溶液1ml,于兔颈背部及每侧后脚掌皮下进行多点注射,每点各注射0.1~0.2ml。

5. 第二次免疫：间隔 10~14 天重复免疫，抗原的剂量及注射部位同上，应用弗氏不完全佐剂进行乳化的抗原。

6. 末次免疫：间隔 10~14 天，可经静脉注射不加佐剂的抗原溶液，剂量为首次免疫的 50%。

7. 免疫血清的效价测定：末次免疫后 10~14 天，从耳缘静脉采血 1ml，于 4℃下放置 4h 以上，2000r/min 离心 10min，分离血清。采用双向免疫扩散方法测定抗体的效价。

8. 经测定，如抗体效价达到要求（一般为 1∶16 以上），可采用颈动脉放血法收集血液（应无菌操作），待其凝固后离心获得血清。若效价未达到要求，可由静脉追加注射抗原 5mg，进行一两次，再采血测定抗体的效价，当效价达到要求即可放血。

9. 免疫血清的保存：为了减慢抗体效价降低的速度，对免疫血清往往采取无菌、低温、高浓度及加防腐剂的方法保存。收获的免疫血清应立即进行小管分装后置于 −80℃ 下冷冻保存。视具体情况（如免疫血清仅用于体外研究），可加入 0.01%~0.02% 的叠氮钠（NaN_3）作为防腐剂。保存过程中尽可能减少冻融的次数，以免抗体变性，导致效价降低。

【实验结果】
在家兔免疫血清中检测到高效价的多克隆抗体。

【注意事项】
1. 抗原乳化剂的制备、动物免疫及采集血清等实验过程均应无菌操作。
2. 动物免疫的抗原用量及免疫次数因抗原的性质及动物种类的不同而异，应合理设计免疫方案。一般免疫三四次。
3. 采集的血清应无溶血现象。
4. 再次注射抗原时，应防止过敏反应的发生。

【思考题】
1. 为什么免疫动物的途径大多采用皮下注射？
2. 为何要使用佐剂？佐剂有哪些种类？
3. 多克隆抗体制备过程中应注意哪些问题？可采用什么方法提高抗体的效价？

实验 30　单克隆抗体的制备

【实验目的】
1. 掌握单克隆抗体制备的原理。
2. 了解单克隆抗体制备的基本过程。

【实验原理】
单克隆抗体（monoclonal antibody，McAb）是由 B 淋巴细胞杂交瘤产生的只识别抗原分子上某一种抗原表位的抗体分子。单克隆抗体的制备技术是由 Köhler 和 Milstein 于 1975 年发明的（图 2-20）。根据抗体选择学说，一个 B 淋巴细胞只能产生一种针对它能够识别的特异性抗原表位的抗体。从一个祖先 B 细胞分裂繁殖而来的纯细胞系称为克隆（clone），又称无性繁殖细胞系或克隆系。由于来自一个克隆系的细胞基因是完全相同的，因此产生的抗体也完全相同。这种从一株克隆系产生的性质相同的均一抗体称为单克隆抗体。它们具有完全相同的分子结构和生物学特性,但这种具有抗体分泌功能的B淋巴细胞难以在体外长期存活。利用细胞融合技术,将上述B淋巴细胞与在体外能长期增殖的骨髓瘤细胞进行融合,采用特殊的选择性培养基(HAT培养基)筛选杂交瘤细胞(hybridoma)。该细胞既有免疫B淋巴细胞分泌特异性单抗的功能,又具有骨髓瘤细胞无限增殖的能力。

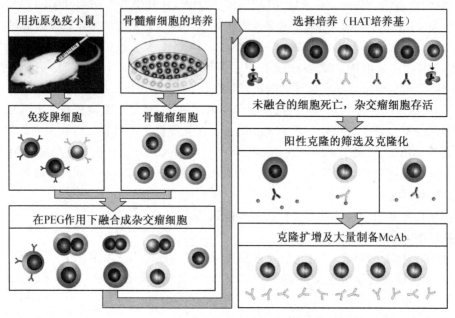

图2-20　B淋巴细胞杂交瘤的建株及单克隆抗体的制备

HAT代表次黄嘌呤(hypoxanthine,H)、氨基蝶呤(aminopterin,A)和胸腺嘧啶(thymidine,T)三种物质。肿瘤细胞的DNA生物合成有两条途径:一是从头合成途径,即由氨基酸及其他小分子化合物合成核苷酸,进而合成DNA。在核酸合成过程中,叶酸衍生物为合成核苷酸所必需的,而氨基蝶呤是一种叶酸拮抗物,可以阻断细胞内DNA的生物合成。但是如果在培养液中含有核苷酸合成的中间产物——次黄嘌呤和胸腺嘧啶,则细胞的DNA合成可通过另一条补救途径进行,即在次黄嘌呤-鸟嘌呤磷酸核糖转移酶(HGPRT)和胸腺嘧啶激酶(TK)的催化下,利用培养基中的次黄嘌呤和胸腺嘧啶合成核苷酸。若缺乏其中一种酶,该合成途径被阻断。脾细胞中虽然具有HGPRT和TK,能合成DNA,但是在体外不能长期存活,7天左右即死亡;小鼠骨髓瘤细胞虽具有在体外培养基中无限增殖的能力,但由于缺乏HGPRT和TK,在HAT培养基中不能存活。因此,只有脾细胞和骨髓瘤细胞的融合细胞才具有两者亲本细胞的特性,既具有脾细胞的HGPRT和TK,能利用培养基中的次黄嘌呤和胸腺嘧啶合成DNA,又具有骨髓瘤细胞无限增殖的能力,才能在HAT培养基中生存下来。

利用HAT培养基筛选出来的杂交瘤细胞,继续用此培养基在细胞培养板中培养,并检测各孔产生的特异性抗体。选择抗体阳性孔的细胞,通过有限稀释法进行克隆,制成单个细胞继续培养,则在此单克隆细胞的培养液中可得到只针对某一单个抗原表位的完全均一的单克隆抗体。

【实验器材和试剂】

1. 器材

80～100目钢丝筛、玻璃注射针芯、简易解剖架、平皿、96孔细胞培养板、细胞培养瓶、血细胞计数板、吸管、塑料离心管、灭菌滤纸、烧杯、小剪刀、镊子、移液器、毛细管。

2. 仪器

离心机、CO_2细胞培养箱、倒置显微镜、恒温水浴箱、超净工作台、低温冰箱。

3. 材料

特异性抗原免疫的BALB/c小鼠、对数生长期的小鼠骨髓瘤细胞SP2/0。

4. 试剂

细胞融合剂PEG（相对分子质量1500～4000）、PBS、RPMI-1640培养基、HAT选择性培养基、HT适应性培养基、胎牛血清、75%乙醇、20%DMSO的胎牛血清、液体石蜡或降植烷。

【实验操作】

1. 免疫脾细胞的制备

(1) 取一只免疫BALB/c小鼠，脱颈椎处死，75%乙醇消毒5min。

(2) 将小鼠腹部朝上，放置在简易的解剖架上。

(3) 剪开腹部，取出脾脏，置于80～100目钢丝筛内，将筛放在盛有约15ml的PBS或RPMI-1640培养基的平皿中，用玻璃注射针芯轻轻压磨脾脏成单个细胞。移去钢丝筛，调整细胞浓度至10^8个/ml，用吸管将细胞转移至离心管中。

2. 细胞融合

(1) 将小鼠脾脏细胞与小鼠骨髓瘤细胞SP2/0按5∶1的比例混合于50ml塑料离心管中，1500r/min离心5min，弃上清，将管口向下，用灭菌的滤纸贴近管口尽可能吸尽残留的液体，以免影响PEG的浓度。

(2) 轻轻弹击离心管底，使细胞略为松动。

(3) 用移液器取0.5ml 37℃水浴预热的PEG溶液，将移液器的尖端插入管底，轻轻搅动细胞并缓慢地滴加PEG，先慢后快，平均在1min内加完。静置1min。再慢慢加入37℃水浴预热的RPMI-1640培养基20～25ml，1000r/min离心5min，弃上清。

(4) 将沉淀细胞轻悬于6ml左右的HAT选择性培养基中，将细胞小心吹散，切忌用力吹打，以免使融合在一起的细胞散开。

3. 融合后混合细胞的培养

将融合后的细胞悬液滴加在96孔细胞培养板中，每孔100μl，置37℃、5% CO_2细胞培养箱中培养。在培养过程中按半量换液法（即吸去每孔1/2体积的培养液，再换入1/2体积新鲜的HAT选择性培养基）每隔2～3天换液1次。融合后应每天观察细胞的生长情况。骨髓瘤细胞一般在融合后2～3天内明显退化，出现细胞缩小、核浓缩碎裂的现象。巨噬细胞增生、肥大，并大量吞噬细胞碎片。5～6天可出现杂交瘤细胞克隆，并不断增殖。融合1周后换成等量的HT培养基继续培养，3周后更换为RPMI-1640培养基，严格按无菌操作进行。

4. 抗体的检测

当杂交瘤细胞集落布满孔底面积1/2时，吸取上清液检测有无抗体，筛选出分泌抗体的阳性克隆。检测方法可采用 ELISA 法、荧光抗体法、放射免疫测定、酶联免疫斑点试验等。

5. 杂交瘤细胞的克隆化

筛选到的阳性杂交瘤细胞应及时克隆化获得单克隆细胞系,以防止竞争淘汰和外来干扰。杂交瘤细胞的克隆化主要有软琼脂法、有限稀释法、显微挑选法及荧光激活细胞分选法等。本实验介绍应用最广的有限稀释法。

(1) 取小鼠腹腔细胞悬于 HT 适应性培养基中制备饲养层细胞,并接种到 96 孔细胞培养板上,每孔 100μl。

(2) 用毛细管将培养孔中的细胞克隆轻轻吹打下来,并在血细胞计数板上做细胞计数,然后用 HT 培养基调整细胞数,使每 100μl 培养基中分别含 50 个、5 个、1 个细胞。

(3) 将上述 3 组细胞分别置于预先准备好的含小鼠饲养层细胞的 96 孔细胞培养板中,每孔 100μl,并于 37℃、5% CO_2 细胞培养箱内培养。

(4) 10 天后测定细胞的上清液,若能测到所需的分泌抗体,即可扩大培养或继续进行多次克隆化。

6. 杂交瘤细胞株的冻存与复苏

(1) 细胞冻存

将传代过程中生长良好的细胞经 1000r/min 离心 5min,弃去上清,用 20% DMSO 的胎牛血清(冻存液)重悬细胞,以 10^6 个/ml 细胞浓度移入细胞冷冻管内,置 −70℃ 低温冰箱中过夜,次日将冷冻管移入液氮中保存。

(2) 细胞复苏

从液氮中取出冷冻管,立即置于 37℃ 水浴中,在 1min 内使细胞迅速解冻。然后将细胞移入离心管,加入 RPMI-1640 培养基,1000r/min 离心 5min 洗涤 1 次,弃去上清。再加入 RPMI-1640 培养基,移入细胞培养瓶并置于 5% CO_2 细胞培养箱内培养。

7. 单克隆抗体的鉴定

单克隆抗体的鉴定通常是进行抗体的特异性、效价、类与亚类、亲和力等方面的鉴定。

(1) 抗体特异性的鉴定

可用免疫原进行抗体的检测,以确定其特异性。另外还应该用与抗原成分相关的其他抗原进行交叉试验。鉴定方法可用 ELISA 法、间接凝集抑制法和免疫印迹法等。

(2) 抗体效价的测定

可采用凝集反应、ELISA 法进行抗体效价的测定。

(3) 单克隆抗体类、亚类的鉴定

可采用购买的兔抗鼠 Ig 及 Ig 亚类的标准抗血清,常用 ELISA 法进行鉴定。

(4) 亲和力的鉴定

抗体的亲和力是反映抗体质量的一个重要指标,可采用结合抗原沉淀法、ELISA 法进行鉴定。

8. 单克隆抗体的大量制备

在建立了杂交瘤细胞株后,可在体外大量培养,收集上清即可获得大量的单克隆抗体。目前主要采用动物体内诱生法和体外培养法。

(1) 体内诱生法

取成年 BALB/c 小鼠,腹腔注射 0.5ml 的液体石蜡或降植烷,1 周后腹腔内接种杂交瘤细胞。杂交瘤细胞可在小鼠腹腔内增殖并产生和分泌单克隆抗体。约1～2周可见小鼠腹部明显肿大,用注射器抽取腹水,可获得大量的单克隆抗体。

(2) 体外培养法

将杂交瘤细胞置于细胞培养瓶中培养。在培养过程中,杂交瘤细胞分泌单克隆抗体。收集培养上清液,离心去除细胞及其碎片,可获得所需的单克隆抗体。

【实验结果】

1. 细胞融合实验完成后,显微镜下观察培养孔中的融合和(或)未融合的细胞。
2. 在小鼠腹腔液或杂交瘤细胞培养液中检测出高效价的单克隆抗体。

【注意事项】

1. 取小鼠脾脏细胞时,要正确抓住小鼠,以免被其咬伤。
2. 整个单克隆抗体制备的过程需严格无菌,以免污染。
3. 脾脏细胞和骨髓瘤细胞混合离心后,要彻底弃去上清。
4. 融合时要缓慢加入PEG融合,并边加边轻轻搅拌,以保证细胞与融合剂的充分接触。PEG对细胞有毒性,因此融合的时间不宜过长。

【思考题】

1. 细胞融合后有几种状态的细胞存在?
2. 利用HAT培养基进行选择性培养的原理与目的是什么?
3. 简述小鼠单克隆抗体制备的操作步骤。
4. 单克隆抗体和多克隆抗体有何异同点?

附 录

附录一 微生物学实验常用试剂及培养基配制方法

一、常用染色液

1. 吕氏(Loeffler)碱性美蓝染液

A 液：

美蓝(methylene blue)	0.6g
95%乙醇	30ml

B 液：

KOH	0.01g
蒸馏水	100ml

分别配制 A 液和 B 液，配好后混合即可。

2. 齐氏(Ziehl)石炭酸复红染液

A 液：

碱性复红(basic fuchsin)	0.3g
95%乙醇	10ml

B 液：

石炭酸	5.0g
蒸馏水	95ml

将碱性复红在研钵中研磨后，逐渐加入 95%乙醇，继续研磨使其溶解，配成 A 液。

将石炭酸溶解在蒸馏水中，配成 B 液。

混合 A 液和 B 液即成。将此混合液稀释 5～10 倍使用，稀释液易变质失效，一次不宜多配。

3. 革兰氏(Gram)染液

(1) 草酸铵结晶紫染液

A 液：

结晶紫(crystal violet)	2.0g
95%乙醇	20ml

B液：

草酸铵(ammonium oxalate)	0.8g
蒸馏水	80ml

混合A、B二液，静置48h后使用。

(2) 卢戈氏(Lugol)碘液

碘片	1.0g
KI	2.0g
蒸馏水	300ml

先将碘化钾溶解在少量蒸馏水中，再将碘片溶解在碘化钾溶液中，待碘全溶后，加足水即可。

(3) 95%乙醇

(4) 番红复染液

番红(safranine O)	2.5g
95%乙醇	100ml

取10ml上述配制好的番红乙醇溶液，与80ml蒸馏水混匀即可。

4. 芽孢染色液

(1) 5%孔雀绿水溶液

孔雀绿(malachitegreen)	5g
蒸馏水	100ml

(2) 0.5%番红水溶液

番红	0.5g
蒸馏水	100ml

5. 荚膜染色液

(1) 墨汁

将绘图墨水过滤后使用。

(2) 石炭酸复红染液

配制方法与革兰氏染色法中的齐氏石炭酸复红染液相同。

6. 鞭毛染色液

硝酸银鞭毛染色液

A液：

单宁酸	5g
$FeCl_3$	1.5g
蒸馏水	100ml
福尔马林(15%)	2ml
1% NaOH	1ml

冰箱中可以保存3~7天，延长保存期会产生沉淀，但用滤纸过滤后仍能使用。

B液：

$AgNO_3$	2g
蒸馏水	100ml

取 90ml B 液,向其中滴加 NH_4OH,使之成为很浓厚的悬浮液,再继续滴加 NH_4OH,直到新形成的沉淀又重新刚刚溶解为止。再将剩余的 10ml B 液慢慢地滴入,至出现薄雾状沉淀,但轻轻摇动后,薄雾状沉淀又会消失,再滴加 B 液,直到摇动后仍呈现轻微而稳定的薄雾状沉淀为止。将配制好的溶液放置于冰箱内保存,通常可使用 10 天。如雾重,则有银盐沉淀出来,不宜继续使用。

7. 乳酸石炭酸棉蓝染液

石炭酸	10g
乳酸	10ml
甘油	20ml
蒸馏水	10ml
棉蓝(cotton blue)	0.02g

将石炭酸在蒸馏水中加热溶解,然后加入乳酸和甘油,最后加入棉蓝,使其溶解即成。

8. 美蓝(Levowitz Weber)染液

95%乙醇	52ml
四氯乙烷	44ml
氯化美蓝(methylene blue chloride)	0.6g
冰醋酸	4ml

在盛有 95%乙醇和四氯乙烷的三角瓶中,慢慢加入氯化美蓝(methylene blue chloride),摇动三角瓶,使其溶解。于 5~10℃下,放置 12~14h,然后加入冰醋酸。用质量好的滤纸过滤。贮存于清洁的密闭容器中。

二、常用培养基

1. 牛肉膏蛋白胨培养基(培养细菌用)

牛肉膏	3g
蛋白胨	10g
NaCl	5g
琼脂	20g
水	1000ml
pH	7.0~7.2

121℃灭菌 20min。

2. 高氏(Gause)一号培养基(培养放线菌用)

可溶性淀粉	20g
KNO_3	1g
NaCl	0.5g
K_2HPO_4	0.5g
$MgSO_4$	0.5g
$FeSO_4$	0.01g

琼脂	20g
水	1000ml
pH	7.2~7.4

配制时,先在小烧杯内加入少量冷水,将淀粉调成糊状,防止淀粉结块,将其倒入煮沸的水中,在火上加热,边搅拌边加入其他成分,全部溶化后,补足水分至1000ml。121℃灭菌20min。

3. 马铃薯蔗糖培养基(培养真菌用)

马铃薯	200g
蔗糖(或葡萄糖)	20g
琼脂	20g
水	1000ml
pH	自然

马铃薯去皮后,切成小块,煮沸30min,然后用纱布过滤,向滤液中加入蔗糖及琼脂,加热,待全部溶化后,补足水至1000ml。115℃灭菌20min。

4. 淀粉培养基(淀粉水解试验)

可溶性淀粉	2g
NaCl	5g
牛肉膏	5g
蛋白胨	10g
琼脂	20g
水	1000ml
pH	7.2~7.4

121℃灭菌20min。

5. 明胶培养基(明胶水解试验)

牛肉膏蛋白胨液	100ml
明胶	12~18g
pH	7.2~7.4

分装试管,培养基高度约为4~5cm,121℃灭菌20min。

6. 蛋白胨水培养基(吲哚试验)

蛋白胨	10g
NaCl	5g
蒸馏水	1000ml
pH	7.6

121℃灭菌20min。

7. 糖发酵培养基(糖发酵试验)

蛋白胨水培养基	1000ml
1.6%溴甲酚紫乙醇溶液	1~2ml
pH	7.6

将上述含指示剂的蛋白胨水培养基分装于试管中,在每一试管中加入一倒置的小玻璃

管,并使小玻璃管中充满培养基。121℃灭菌 20min。

另配 20% 葡萄糖(或乳糖、蔗糖)溶液 10ml,115℃灭菌 30min。

以无菌操作将糖溶液 0.5ml 加入上述 10ml 蛋白胨水培养基中。

按每 10ml 培养基中加入 20% 的糖溶液 0.5ml,则配成 1% 的浓度。

8. 葡萄糖蛋白胨水培养基(甲基红及 V-P 试验)

蛋白胨	5g
葡萄糖	5g
K_2HPO_4	2g
蒸馏水	1000ml
pH	7.0~7.2

将上述成分溶解于蒸馏水中,调节 pH,用滤纸过滤,分装于中试管中,每管约 10ml,115℃灭菌 20min。

9. 枸橼酸盐斜面培养基(枸橼酸盐实验)

$NH_4H_2PO_4$	0.1g
K_2HPO_4	0.1g
$MgSO_4$	0.02g
枸橼酸钠	0.2g
NaCl	0.5g
琼脂	2g
蒸馏水	100ml
1% 溴麝香草酚蓝乙醇溶液	1ml

先将上述各种盐类溶解于蒸馏水中,使其完全溶解。调 pH 至 6.8,然后加入指示剂。摇匀,脱脂棉过滤,分装试管,每管约 5ml。121℃灭菌 20min 后,制成斜面备用(冷却后为黄绿色)。

10. 醋酸铅培养基(硫化氢试验)

肉汤琼脂	100ml
硫代硫酸钠	0.25g
10% 醋酸铅溶液	1ml

加热溶化肉汤琼脂 100ml,待冷却至 60℃左右时加入硫代硫酸钠 0.25g,混合后高压蒸汽灭菌。待冷却至 45℃左右时,以无菌操作加入无菌的 10% 醋酸铅溶液 1ml,摇匀。分装小试管,每管约 5ml,直立待冷凝后备用。

11. 血琼脂平板(细菌标本的分离)

普通琼脂培养基	100ml
无菌脱纤维羊血	10ml

先配制普通琼脂培养基,121℃灭菌 20min。冷却至 45~50℃时,以无菌操作加入脱纤维绵羊血,混合均匀,不要使培养基起泡,倒平板,待凝固后置于 4℃冰箱中保存备用。

12. 巧克力(色)血琼脂平板(培养脑膜炎奈瑟菌或淋病奈瑟菌)

普通琼脂培养基	100ml
无菌脱纤维羊血	10ml

先配制普通琼脂培养基,121℃灭菌 20min。冷却至 50℃时,以无菌操作加入脱纤维绵羊血,置于 80~85℃水浴中,摇动 10~15min,使其呈现巧克力色,冷却至 50℃后倒平板,待凝固后置于 4℃冰箱中保存备用。

13. 双糖铁半固体培养基(致病性肠道杆菌鉴定用)

牛肉膏	0.5g
蛋白胨	1g
NaCl	0.5g
Na_2SO_4	0.05g
$Fe_2(NH_4)_2(SO_4)$	0.5g
葡萄糖	0.1g
乳糖	1g
琼脂	1g
酚红	0.025g
蒸馏水	100ml

将上述除酚红和琼脂外的成分混合,加热至全部溶解,调 pH 至 7.6。加入琼脂,煮沸溶化,冷却后加入酚红,混合均匀。分装于试管中,每管装 8ml。115℃灭菌 20min,制成高层斜面培养基,置于 4℃冰箱中保存备用。

用途:致病性肠道杆菌不分解乳糖,只分解葡萄糖,因此培养基底部变黄,斜面颜色不变,仍为红色。

14. SS 琼脂平板(分离沙门菌属和志贺菌属)

蛋白胨	1g
乳糖	1g
胆盐	1g
枸橼酸钠	1.4g
Na_2SO_4	1g
枸橼酸铁	0.05g
牛肉膏	0.5g
琼脂	1.8g
0.5%中性红水溶液	0.45ml
0.01%煌绿溶液	1ml
蒸馏水	100ml

将上述除指示剂和琼脂外的成分混合,加热至全部溶解,调 pH 至 7.4。加入琼脂,煮沸溶化,冷却后加入指示剂,混合均匀。115℃灭菌 20min,制成平板,置于 4℃冰箱中保存备用。

15. 尿素琼脂斜面培养基(尿素分解试验)

蛋白胨	0.1g
NaCl	0.5g
葡萄糖	0.1g
磷酸二氢钾	0.2g

琼脂	1.5g
蒸馏水	90ml
20%尿素水溶液(过滤除菌)	10ml
0.6%酚红水溶液	0.2ml

将上述除尿素水溶液、指示剂和琼脂外的成分混合,加热至全部溶解。调 pH 至 6.8～6.9,加入琼脂和指示剂,115℃灭菌 20min。冷却至 60℃时加入无菌尿素溶液,混合均匀,分装于无菌试管中,制成斜面备用。尿素易分解,需新鲜配制。

16. 伊红美蓝培养基(EMB 培养基)

蛋白胨水琼脂培养基	100ml
20%乳糖溶液	2ml
2%伊红水溶液	2ml
0.5%美蓝水溶液	1ml

115℃灭菌 20min。

17. BCG 牛乳培养基(乳酸发酵试验)

A 液:

脱脂乳粉	100g
水	500ml
1.6%溴甲酚绿乙醇溶液	1ml

80℃灭菌 20min。

B 液:

酵母膏	10g
水	500ml
琼脂	20g
pH	6.8

121℃灭菌 20min。

以无菌操作趁热将 A、B 液混合均匀后倒平板。

18. 乳酸菌培养基(乳酸发酵试验)

牛肉膏	5g
酵母膏	5g
蛋白胨	10g
葡萄糖	10g
乳糖	5g
NaCl	5g
水	1000ml
pH	6.8

115℃灭菌 20min。

19. LB 培养基

胰蛋白胨	1g
NaCl	0.5g

酵母膏	1g
水	100ml
pH	7.2

20. 沙保弱琼脂培养基

葡萄糖（或麦芽糖）	40g
蛋白胨	10g
琼脂	20g
蒸馏水	1000ml

21. 钾细菌培养基

甘露醇（或蔗糖）	10g
酵母膏	0.4g
$K_2HPO_4 \cdot 3H_2O$	0.5g
$MgSO_4 \cdot 7H_2O$	0.5g
NaCl	0.2g
$CaCO_3$	1g
琼脂	20g
蒸馏水	1000ml
pH	7.4～7.6

三、常用试剂

1. V-P 试剂

A液：

α-萘酚	5g
无水乙醇	100ml

B液：

KOH	40g
蒸馏水	100ml

2. 甲基红试剂

甲基红	0.04g
95％乙醇	60ml
蒸馏水	40ml

先使甲基红溶解于乙醇中，再加入蒸馏水，混合，摇匀即成。

3. 吲哚试剂

对二甲基氨基苯甲醛	4g
95％乙醇	380ml
浓盐酸	80ml

三种成分混合即成。瓶口要严密，以免挥发。

附录二　免疫学实验常用试剂及配制方法

一、常用缓冲液

1. 血细胞保存液

葡萄糖($C_6H_{12}O_6$)	20.5g
氯化钠(NaCl)	4.2g
柠檬酸钠($C_6H_5O_7Na_3$)	8.0g
柠檬酸($C_6H_8O_7$)	5.5g
蒸馏水	1000ml

将上述试剂溶解于1000ml蒸馏水中,经4.4×10^5Pa高压蒸汽灭菌15min后,置于4℃冰箱中保存备用。

2. Hanks'液

A液:

NaCl	160g
KCl	8g
$MgCl_2 \cdot 6H_2O$	2g
$MgSO_4 \cdot 7H_2O$	2g
$CaCl_2$	2.8g(须先溶于100ml双蒸水中)
双蒸水	1000ml

加氯仿($CHCl_3$)2ml防腐,4℃冰箱保存备用。

B液:

(1)

$Na_2HPO_4 \cdot 12H_2O$	3.04g
KH_2PO_4	1.2g
葡萄糖($C_6H_{12}O_6$)	20.0g

将上述试剂溶解于800ml双蒸水中。

(2) 0.4%酚红溶液:

酚红($C_{19}H_{14}O_5S$)	0.4g
0.1mol/L NaOH	10ml
双蒸水	至100ml

将酚红放入玻璃研钵中,滴加0.1mol/L NaOH,不断研磨,将溶解的酚红吸入100ml量瓶中,用双蒸水洗下研钵中残留的酚红液,并入量瓶中,最后补加双蒸水至100ml。

将(1)液和(2)液混合,补加双蒸水至1000ml,即为B液,加氯仿2ml防腐,置4℃冰箱中保存备用。

应用液：

A 液∶B 液∶双蒸水＝1∶1∶18

将三者混合后分装于 200ml 小瓶中，$4.4×10^5$ Pa 高压蒸汽灭菌 15min，于 4℃ 冰箱中保存可使用 1 个月，临用前用无菌的 5.6% $NaHCO_3$ 调 pH 至 7.2～7.6。

3. 无 Ca^{2+}、Mg^{2+} Hanks' 液

KCl	0.4g
NaCl	8g
$NaHCO_3$	0.35g
$Na_2HPO_4·12H_2O$	0.152g
KH_2PO_4	0.06g
葡萄糖($C_6H_{12}O_6$)	1g
0.4%酚红($C_{19}H_{14}O_5S$)溶液	5ml

将上述成分依次溶解或加入双蒸水中，最后用双蒸水补足 1000ml，以 5.6% $NaHCO_3$ 调整 pH 至 7.4，于 4℃ 冰箱中保存备用。

4. 0.1mol/L 醋酸缓冲液(pH 3.6～5.6)

A 液(0.2mol/L 醋酸溶液)：

CH_3COOH(99%～100%)	11.5ml
蒸馏水	至 1000ml

B 液(0.2mol/L 醋酸钠溶液)：

$C_2H_3O_2Na$	16.4g
(或 $C_2H_3O_2Na·3H_2O$	27.2g)
蒸馏水	至 1000ml

按下表所示将 A 液、B 液混合，加蒸馏水至 1000ml，即配成所需 pH 的 0.1mol/L 醋酸缓冲液。

pH	A 液/ml	B 液/ml	pH	A 液/ml	B 液/ml
3.6	46.3	3.7	4.8	20.0	30.0
3.8	44.0	6.0	5.0	14.8	35.2
4.0	41.0	9.0	5.2	10.5	39.5
4.2	36.8	13.2	5.4	8.8	41.2
4.4	30.5	19.5	5.6	4.8	45.2
4.6	25.5	24.5			

5. 0.2mol/L 磷酸盐缓冲液(PB)

A 液(0.2mol/L 磷酸二氢钠溶液)：

$NaH_2PO_4·H_2O$	27.6g
(或 $NaH_2PO_4·2H_2O$	31.2g)
蒸馏水	至 1000ml

B液(0.2mol/L 磷酸氢二钠溶液)：
$Na_2HPO_4 \cdot 7H_2O$ 53.6g
(或 $Na_2HPO_4 \cdot 12H_2O$ 71.6g)
(或 $Na_2HPO_4 \cdot 2H_2O$ 35.6g)
蒸馏水   至1000ml

如下表所示，在A液中加入B液，即为0.2mol/L PB。若再加蒸馏水至200ml，则成为0.1mol/L PB。

0.2mol/L 磷酸盐缓冲液(PB)的配制

pH	A液/ml	B液/ml	pH	A液/ml	B液/ml
5.7	93.5	6.5	6.9	45.0	55.0
5.8	92.0	8.0	7.0	39.0	61.0
5.9	90.0	10.0	7.1	33.0	67.0
6.0	87.7	12.3	7.2	28.0	72.0
6.1	85.0	15.0	7.3	23.0	77.0
6.2	81.5	18.5	7.4	19.0	81.0
6.3	77.5	22.5	7.5	16.0	84.0
6.4	73.5	26.5	7.6	13.0	87.0
6.5	68.5	31.5	7.7	10.0	90.0
6.6	62.5	37.5	7.8	8.5	91.5
6.7	56.5	43.5	7.9	7.0	93.0
6.8	51.0	49.0	8.0	5.3	96.7

6. 磷酸盐缓冲生理盐水(PBS)

(1) 0.01mol/L PBS(pH 7.0)

0.2mol/L A液	16.5ml
0.2mol/L B液	33.5ml
NaCl	8.5g
蒸馏水	至1000ml

(2) 0.02mol/L PBS(pH 7.2)

0.2mol/L A液	28ml
0.2mol/L B液	72ml
NaCl	8.5g
蒸馏水	至1000ml

注：A、B两液配制方法见"5"。

7. Tris缓冲液(TBS和THB)

(1) 0.05mol/L TBS(pH 7.4)

Tris[三羟甲基胺基甲烷,$(HOCH_2)_3CNH_2$]   12.1g

NaCl	17.5g
蒸馏水	1500ml

磁性搅拌下逐滴滴加浓 HCl 至 pH 为 7.4,再加蒸馏水至 2000ml 即可。如需含 1% TritonX-100,则在滴加浓 HCl 前先加 200ml TritonX-100.

(2) 0.05ml/L THB

A 液(0.2mol/L Tris 溶液):

Tris[(HOCH$_2$)$_3$CNH$_2$]	2.423g
蒸馏水	至 100ml

B 液(0.1mol/L HCl 溶液):

37% HCl(相对密度 1.19)	0.84ml
蒸馏水	至 100ml

取 A 液 25ml,如下表所示加入 B 液,用蒸馏水补足至 100ml,即得所需 pH 的 0.05ml/L THB。

B 液/ml	pH	B 液/ml	pH
45.0	7.19	25.0	8.14
42.5	7.36	22.5	8.20
41.4	7.40	22.0	8.23
40.0	7.54	20.0	8.32
38.4	7.60	17.5	8.41
37.5	7.66	15.0	8.51
35.0	7.77	12.5	8.62
32.5	7.87	10.0	8.74
30.0	7.96	7.5	8.92
27.5	8.05	5.0	9.10

8. 0.1mol/L 碳酸盐-碳酸氢钠缓冲液

配制方法如下表所示。注意:该缓冲液须在无 Ca^{2+}、Mg^{2+} 存在时使用。

pH(20℃)	pH(37℃)	0.1mol/L Na$_2$CO$_3$/ml	0.1mol/L NaHCO$_3$/ml
9.16	8.77	1	9
9.40	9.12	2	8
9.51	9.40	3	7
9.78	9.50	4	6
9.90	9.72	5	5
10.14	9.90	6	4
10.28	10.08	7	3

pH(20℃)	pH(37℃)	0.1mol/L Na$_2$CO$_3$/ml	0.1mol/L NaHCO$_3$/ml
10.53	10.28	8	2
10.83	10.57	9	1

9. 0.05mol/L 巴比妥缓冲液(pH 8.6)

巴比妥(C$_8$H$_{12}$N$_2$O$_3$)　　　　　　　　　1.84g(加 200ml 蒸馏水并加热溶解)

巴比妥钠(C$_8$H$_{11}$N$_2$NaO$_3$)　　　　　　　10.3g

叠氮钠(NaN$_3$)　　　　　　　　　　　　0.2g

蒸馏水　　　　　　　　　　　　　　　至 1000ml

10. 硼酸盐缓冲液

A 液(0.2mol/L 硼酸溶液)：

硼酸(H$_3$BO$_3$)　　　　　　　　　　　　12.37g

蒸馏水　　　　　　　　　　　　　　　至 1000ml

B 液(0.05mol/L 硼砂溶液)：

硼砂(四硼酸钠,Na$_2$B$_4$O$_7$)　　　　　　　19.07g

蒸馏水　　　　　　　　　　　　　　　至 1000ml

按下表所示配制不同 pH 的硼酸盐缓冲液。

pH	A 液/ml	B 液/ml	pH	A 液/ml	B 液/ml
7.4	1.0	9.0	8.2	3.5	6.5
7.6	1.5	8.5	8.4	4.5	5.5
7.8	2.0	8.0	8.7	6.0	4.0
8.0	3.0	7.0	9.0	8.0	2.0

11. 0.1mol/L 甘氨酸缓冲液(pH 8.2)

甘氨酸(C$_2$H$_5$NO$_2$)　　　　　　　　　　7.5g

NaCl　　　　　　　　　　　　　　　　8.5g

蒸馏水　　　　　　　　　　　　　　　至 1000ml

混匀后,加 1mol/L NaOH 2～3ml 调 pH 至 8.2。

12. 磷酸缓冲甘油封固剂(pH 8.0)

先配制 pH 8.0 的 0.1mol/L PB：

0.2mol/L Na$_2$HPO$_4$　　　　　　　　　　94.7ml

0.2mol/L NaH$_2$PO$_4$　　　　　　　　　　5.3ml

蒸馏水　　　　　　　　　　　　　　　至 200ml

将 9 份甘油(C$_3$H$_8$O$_3$)与 1 份 pH 8.0 的 0.1mol/L PB 混合即可。用于免疫荧光实验。

二、常用培养液

1. RPMI-1640 基础培养液

RPMI-1640	10.4g
HEPES(N-2 羟乙基哌嗪-N'-2-乙磺酸,$C_8H_{18}N_2O_4S$)	2.4g
L-谷氨酰胺($C_5H_{10}O_3N_2$)	0.15g
碳酸氢钠($NaHCO_3$)	2g
葡萄糖($C_6H_{12}O_6$)	3.6g
丙酮酸钠($C_3H_3NaO_3$)	0.11g
三蒸水	至2000ml

用 0.22μm 微孔滤膜过滤除菌,分装 100ml 一瓶后,置 4℃ 冰箱中保存。

2. 200mmol/L L-谷氨酰胺溶液

L-谷氨酰胺($C_5H_{10}O_3N_2$)	2.922g
三蒸水	100ml

溶解后,过滤除菌,分装小瓶,每瓶 10ml,置 -20℃ 冰箱中保存备用。

3. 25g/ml 两性霉素 B

两性霉素 B($C_{47}H_{73}NO_{17}$)	2.5mg
三蒸水	100ml

过滤除菌,分装小瓶,每瓶 1ml,置 -20℃ 冰箱中保存备用。

4. 10000U/ml 抗生素

青霉素($C_{16}H_{18}N_2O_4S$)	10^6 U
链霉素($C_{21}H_{39}N_7O_{12}$)	10^6 μg
无菌三蒸水	100ml

5. 无血清 RPMI-1640

RPMI-1640 基础培养液	100ml
200mmol/L L-谷氨酰胺($C_5H_{10}O_3N_2$)	1ml
10000U/ml 抗生素(青链霉素)	1ml
7.5% $NaHCO_3$	2.8ml

充分混匀后即可使用。

6. RPMI-1640 完全培养液

RPMI-1640 基础培养液	100ml
200mmol/L L-谷氨酰胺($C_5H_{10}O_3N_2$)	1ml
10000U/ml 抗生素(青链霉素)	1ml
25g/ml 两性霉素 B($C_{47}H_{73}NO_{17}$)	1ml
7.5% $NaHCO_3$	2.8ml
灭活小牛血清	15ml

充分混匀后即可使用。

7. TC199 培养液

199 培养基干粉	9.9g
三蒸水	1000ml

加入 $NaHCO_3$ 1g 左右,加入调 pH 至 7.2,用 0.22μm 微孔滤膜除菌,分装,于 4℃ 冰箱中保存备用。

8. Eagle MEM 培养液

将 MEM(标准包装)干粉倒入 500ml 三蒸水(温度为 18～20℃)中搅匀,待溶解。并用另外 500ml 三蒸水冲洗 MEM 包装内的剩余粉末,汇集到一块,搅拌直至完全溶解透明为止。每 1000ml MEM 加入 2.2g $NaHCO_3$(或 7.5% $NaHCO_3$ 溶液 29.3ml),同时,也可加入其他补充物如抗生素、HEPES 等。用 1mol/L NaOH 和 1mol/L HCl 调 pH,pH 可比需要值高出 0.1。0.22μm 微孔滤膜除菌,分装,置 4℃ 冰箱保存备用。

三、ELISA 试剂

1. 包被缓冲液(pH 9.6, 0.05mol/L 碳酸盐缓冲液)

Na_2CO_3	1.59g
$NaHCO_3$	2.93g
蒸馏水	至 1000ml

2. 洗涤缓冲液(pH 7.4, 0.02mol/L Tris-HCl-Tween 20)

Tris[三羟甲基氨基甲烷,$(HOCH_2)_3CNH_2$]	2.42g
1mol/L HCl	13.0ml
Tween 20($C_{18}H_{34}O_6$)	0.5ml
蒸馏水	至 1000ml

3. 样本稀释液

牛血清白蛋白(BSA)	0.1g
洗涤缓冲液	至 100ml

或使用以羊血清、兔血清等血清与洗涤液配成的 5%～10% 溶液。

4. 终止液(2mol/L H_2SO_4)

蒸馏水	178.3ml
98% 浓硫酸(H_2SO_4)	21.7ml

注意:浓硫酸需逐滴加入。

5. 底物缓冲液(pH 5.0, 磷酸-柠檬酸缓冲液)

0.2mol/L Na_2HPO_4(28.4g/L)	25.7ml
0.1mol/L 柠檬酸(19.2g/L)($C_6H_8O_7$)	24.3ml
蒸馏水	至 50ml

6. TMB(四甲基联苯胺)使用液

TMB($C_{16}H_{20}N_2$,10mg/5ml 无水乙醇)	0.5ml
底物缓冲液(pH 5.5)	10ml

0.75% H_2O_2	32μl

7. ABTS 显色液

ABTS[2,2'-连氮基-双(3-乙基苯并噻吡咯啉-6-磺酸),$C_{18}H_{24}N_6O_6S_4$]	0.5mg
底物缓冲液(pH 5.5)	1ml
3% H_2O_2	2μl

四、常用染色液

1. 姬姆萨(Giemsa)染液

姬姆萨染料($C_{14}H_{14}ClN_3S$)	0.8g
甘油($C_3H_8O_3$)	50ml
纯甲醇(CH_4O)	50ml

将 0.8g 姬姆萨染料加到 50ml 甘油中,混匀,置 60℃水浴箱内 2h,不时搅拌。取出晾至与室温相同时加入甲醇 50ml,用磁力搅拌过夜。滤纸过滤,滤液即为原液。应用时用 PBS(1/15mol/L,pH 6.4～6.8)或蒸馏水稀释 10 倍即可。

2. 瑞氏(Wright)染液

瑞氏染料($C_{36}H_{27}N_3O_5Br_4S$)	1.8g
纯甲醇(CH_4O)	600ml

将 1.8g 瑞氏染料置于乳钵中,加入少量纯甲醇研磨,将溶解的染料移至洁净的棕色玻璃瓶中。再分批加入甲醇研磨,直至染料全部溶解。配制的染料置室温下 1 周后即可使用。新鲜配制的染料偏碱性,放置后可显酸性。染料储存越久,染色效果越好。但要注意密封保存,以免吸收水分影响染色效果。也可加入 30ml 中性甘油,染色效果更好。

3. 瑞氏-姬姆萨染液

瑞氏染液	5ml
姬姆萨原液	1ml
蒸馏水或 PBS(pH 6.40～6.98)	6ml

如有沉淀生成,须重新配制,或按以下方法配制:

瑞氏染料	0.3g
姬姆萨染料	0.03g
甲醇(CH_4O)	100ml

配制方法同瑞氏染液。

4. 0.5%台盼蓝(trypan blue)染液

台盼蓝($C_{34}H_{24}N_6O_{14}S_4Na_4$)	1.0g
双蒸水	100ml

将台盼蓝加入双蒸水中充分溶解(配制方法同瑞氏染液),过滤除去沉淀,置 4℃冰箱中或室温下保存。临用时用 18g/L NaCl 以 1∶1 稀释后即可。

5. 0.1% 中性红(neutral red)

中性红($C_{15}H_{16}N_4 \cdot HCl$)	1g
双蒸水	100ml

配制方法同 0.5% 台盼蓝。临用前用 Hanks' 液稀释 10 倍即可。

6. 0.2% 伊红 Y(eosin Y)

伊红 Y($C_{20}H_6Br_4Na_2O_5$)	0.4g
双蒸水	100ml

配制方法同 0.5% 台盼蓝。

7. 氨基黑染色液

氨基黑 10B($C_{22}H_{14}N_6Na_2O_9S_2$)	1.0g
1mol/L 醋酸(CH_3COOH)	50ml
0.1mol/L 醋酸钠($C_2H_3O_2Na$)	500ml

混匀后置棕色瓶中保存。

8. HE 染色液

苏木精($C_{16}H_{14}O_6$)	2.5g
无水乙醇(C_2H_5OH)	25ml
硫酸铝钾[$AlK \cdot (SO_4)_2$]	50g
蒸馏水	500ml
黄色氧化汞(HgO)	1.25g
冰醋酸(CH_3COOH)	20ml

先将苏木精溶于无水乙醇中备用。取一大烧杯，加入硫酸铝钾和蒸馏水，电炉加热溶解，完全溶解后，待温度降至 90℃ 左右时，加入预先溶解的苏木精，继续加热至沸腾，延续 3～5min，此时溶液变为紫红色。拔掉电源，加入黄色氧化汞，当充分氧化后，重新插上电源继续加热 3～5min，此时溶液变成深紫色。拔掉电源，直接将烧杯放入预先备好的冰水里，置于暗处，第二天过滤后加入冰醋酸即可。

五、其他试剂

1. 1% 酚红

称取 1g 酚红($C_{19}H_{14}O_5S$)置于乳钵中，先加入少量 1mol/L NaOH 充分研磨，将溶解液移至 100ml 量瓶中。再分批加入 1mol/L NaOH 研磨，直至酚红完全溶解，所得染液都移入量瓶中，NaOH 的用量不能超过 7ml。加双蒸水至 100ml，过滤，置室温或 4℃ 冰箱中保存。

2. 碳酸氢钠液

调 pH 常用的碳酸氢钠溶液浓度有 7.5%、5.6%、3.7% 三种。用双蒸水(或去离子水)配制。无菌过滤除菌，小量分装；或 110℃ 灭菌 10min，分装，置 4℃ 冰箱中保存。

3. 肝素抗凝剂

肝素用 Hanks' 液(或其他溶剂)稀释至终浓度为 250U/ml，112℃ 灭菌 15min(或 115℃ 10min)后分装，置 −20℃ 冰箱中保存。用时按 1ml 血液加 0.1～0.2ml 肝素抗凝。或按实验要求浓度配制、使用。

4. 奈氏(Nessler)试剂

A液：

$HgCl_2$	6.0g
KI	12.4g
20% NaOH	30ml
蒸馏水	至100ml

B液：

HgI_2	11.5g
KI	8g
蒸馏水	50ml
20% KOH	50ml

先将HgI_2、KI完全溶解于蒸馏水中，过滤后再加20% KOH。

5. 脱色液

冰醋酸(CH_3COOH)	3ml
甘油($C_3H_8O_3$)	10ml
冰蒸馏水	87ml

6. 清洁液

将100g重铬酸钾($K_2Cr_2O_7$)加入1000ml蒸馏水中，使之自然溶解或水浴溶解，亦可在大坩埚中加热溶解，然后缓慢加入1000ml浓硫酸(H_2SO_4)，边加边搅拌，见发热过剧则稍停，冷却后再继续加。

盛清洁液的容器要坚固，上加厚玻璃盖。操作时要穿橡皮围裙、长筒胶靴，戴上眼镜和厚橡皮手套，以保安全。

清洁液一旦变绿，表示铬酸已经还原，失去了氧化能力，不宜再用。如将这样的清洁液加热，再加适量重铬酸钾，则又可重新使用。

7. 麻醉剂(1‰戊巴比妥钠)

戊巴比妥钠($C_{11}H_{17}N_2NaO_3$)	10g
生理盐水或PBS	至1000ml

溶解过滤后分装，置4℃冰箱中保存。

可用于兔及小鼠等动物麻醉。剂量为静脉注射20mg/kg体重。